抑郁症

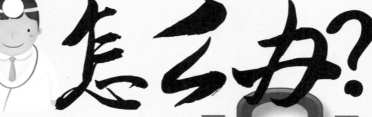

怎么办?

张　斌 / 主编

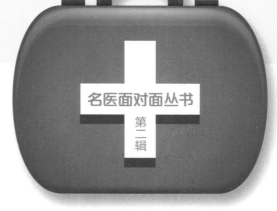

名医面对面丛书
第二辑

U0263151

SPM 南方出版传媒
广东科技出版社 | 全国优秀出版社
·广　州·

图书在版编目（CIP）数据

抑郁症怎么办？/张斌主编．—广州：广东科技出版社，2020.7
（名医面对面丛书．第二辑）
ISBN 978 - 7 - 5359 - 7488 - 4

Ⅰ．①抑…　Ⅱ．①张…　Ⅲ．①抑郁症—防治—问题解答
Ⅳ．①R749.4 - 44

中国版本图书馆 CIP 数据核字（2020）第 099216 号

抑郁症怎么办？
Yiyuzheng Zenmeban?

出 版 人：朱文清
责任编辑：马霄行
封面设计：柳国雄
责任校对：陈　静
责任印制：彭海波
出版发行：广东科技出版社
　　　　　（广州市环市东路水荫路 11 号　邮政编码：510075）
销售热线：020 - 37592148 / 37607413
http://www.gdstp.com.cn
E-mail：gdkjzbb@gdstp.com.cn（编务室）
经　　销：广东新华发行集团股份有限公司
印　　刷：佛山市浩文彩色印刷有限公司
　　　　　（佛山市南海区狮山科技工业园 A 区　邮政编码：528225）
规　　格：889mm×1 194mm　1/32　印张 8.75　　字数 200 千
版　　次：2020 年 7 月第 1 版
　　　　　2020 年 7 月第 1 次印刷
定　　价：39.00 元

编 委 会

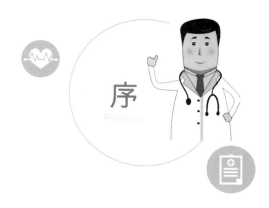

序
Preface

　　全面建设小康社会，实现全民健康，一直是人民对美好生活的向往。

　　广东广播电视台南方生活广播品牌节目《名医面对面》，一直深耕名医科普多年，成为听众信赖、专家认可的节目。2018年4月与专家携手推出《名医面对面丛书》第一辑，包括中山大学附属第三医院曾龙驿教授主编的《糖尿病怎么办?》、广东省中医院魏华教授主编的《甲状腺疾病怎么办?》、广州中医药大学第一附属医院李荣教授主编的《高血压怎么办?》、广州中医药大学佘世锋教授编著的《胃病怎么办?》、暨南大学附属顺德医院尹德铭主任中医师编著的《颈肩腰腿痛怎么办?》。第一辑面市后，深受读者与听众好评，多次印刷，其中《颈肩腰腿痛怎么办?》更是入选农家书屋书目，造福了更多民众。

此次，我们再度携手广东科技出版社，重磅推出《名医面对面丛书》第二辑。第二辑的作者也都是临床一线的知名专家，包括：

《肝病怎么办?》作者：中山大学孙逸仙纪念医院肝胆外科博士生导师刘建平教授；

《痛风怎么办?》作者：广东省中医院内分泌科主任魏华教授；

《冠心病怎么办?》《高血脂怎么办?》作者：广州中医药大学第一附属医院心血管科主任李荣教授；

《抑郁症怎么办?》作者：南方医科大学南方医院心理科主任张斌教授；

《中风怎么办?》作者：暨南大学附属顺德医院康复医学科主任尹德铭主任中医师。

以上五位专家，都是深受患者喜爱的好大夫，他们在平时繁忙的医、教、研工作中，抽出宝贵的时间，用大众容易读懂的通俗笔触，把深奥的医学知识解释得清楚明白，把自我健康管理的能力交到患者手中。希望每位患者都学会调节好情绪，从容面对压力，管理好生活节奏，做自己的"保健医生"，把健康牢牢掌握在自己手中。本套丛书的出版，受惠的是广大的患者、听众与读者，在碎片化阅读的当下，让我们一起回归书籍阅读。健康让生活更美好！

全国健康节目金牌主持人

南方生活广播节目部副主任监制、主持人、记者

林伟园

2020 年 3 月

目录

Contents

第四部分	抑郁症的心理治疗

第一部分
抑郁症的
基础
知识

1.

什么是抑郁症

世界卫生组织（WHO）调查发现，全球有
3亿多人罹患抑郁症，占全世界人口的4.4%。
中国人中有20%存在抑郁症状，其中7%为重性
抑郁，且仅有不足10%的患者得到了正规治疗。
那到底什么是抑郁症？抑郁症有哪些表现呢？

常常有人认为抑郁症是矫情、柔弱、想不
开，或只是心情不好，不需要看医生，更不需要
吃药，甚至觉得看心理医生很丢脸。实际上抑郁
症既不是做作，也不是矫情，它是一种很难自愈
的情绪障碍。抑郁症又称抑郁障碍，俗称忧郁
症，是以显著而持久的心境低落为主要特征的一
种疾病。情绪的消沉可以从闷闷不乐到悲痛欲

绝、自卑抑郁，甚至悲观厌世，可出现自杀企图或自杀行为；可表现为少言懒动，对什么都不感兴趣，严重时连吃喝拉撒都不顾，甚至发生木僵；部分人可出现明显的焦虑和运动性激越，严重者可出现幻觉、妄想等精神病性症状。抑郁症每次发作会至少持续两周以上，病程长者可持续数月或数年，多数病例有反复发作的倾向，每次发作大多数情况下可以缓解，少数情况下可有残留症状或转为慢性。

抑郁症的临床症状十分丰富，典型表现为"三低"症状，即心境低落、思维迟缓、意志活动减退，除了"三低"以外，还有认知功能损害和躯体症状等。

（1）心境低落

主要表现为显著而持久的情感低落、抑郁悲观。轻者闷闷不乐、无愉快感、兴趣减退，重者痛不欲生、悲观绝望、度日如年、生不如死。典型患者的抑郁心境有晨重夜轻的节律变化。在心境低落的基础上，患者会出现自我评价降低，产生无用感、无望感、无助感和无价值感，常伴有自责自罪，严重者出现罪恶妄想和疑病妄想，部分患者可出现幻觉。

（2）思维迟缓

患者思维联想速度缓慢，反应迟钝，思路闭塞，自觉"脑子好像是生了锈的机器""脑子像涂了一层糨糊一样"。临床上可见主动言语减少，语速明显减慢，声音低沉，对答困难，严重者无法顺利进行交流。

（3） 意志活动减退

患者意志活动呈显著持久的抑制。临床表现为行为缓慢，生活被动、疏懒，不想做事，不愿和周围的人接触交往，常独坐一旁，或整日卧床，闭门独居，疏远亲友，回避社交。严重时连吃、喝等生理需要和个人卫生都不顾，蓬头垢面、不修边幅，甚至发展为不语、不动、不食，称为抑郁性木僵，但进行仔细精神检查时，患者仍会流露出痛苦抑郁情绪。伴有焦虑的患者，可有坐立不安、手指抓握、搓手顿足或踱来踱去等症状。严重的患者常伴有消极自杀的观念或行为。调查显示，我国每年约有 28.7 万人死于自杀，其中 63% 有精神障碍，40% 患有抑郁症。因抑郁症而自杀的不乏名人，包括梵高、海明威等 。消极悲观的思想及自责自罪、缺乏自信心可萌发绝望的念头，认为"结束自己的生命是一种解脱""自己活在世上是多余的"，并会使自杀企图发展成自杀行为。这是抑郁症最危险的症状，应提高警惕。

（4） 认知功能损害

研究认为，抑郁症患者存在认知功能损害。主要表现为近事记忆力下降、注意力障碍、反应时间延长、警觉性增高、抽象思维能力差、学习困难、语言流畅性差，以及空间知觉、眼手协调及思维灵活性等能力减退。认知功能损害可导致患者社会功能障碍，而且影响患者的远期预后。

（5） 躯体症状

主要有睡眠障碍、乏力、食欲减退、体重下降、便秘、身体任何部位发生疼痛、性欲减退、阳痿、闭经等。躯体不适的主诉可涉及各脏器，如恶心、呕吐、心慌、胸闷、出汗等症状。自主神经功能失调的症状也较常见。发病前躯体疾病的主诉通常加重。睡眠障碍主要表现为早醒，一般比平时早醒 2 ~ 3 小时，醒后不能再入睡，这对抑郁发作具有特征性意义。有的表现为入睡困难，睡眠不深，少数患者表现为睡眠过多。体重减轻与食欲减退不一定成比例，少数患者可出现食欲增强、体重增加。

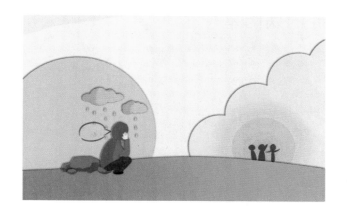

2.

抑郁症的病因是什么

到目前为止，抑郁症的病因尚不完全清楚，但可以肯定的是，生物、心理与社会环境诸多方面因素参与了抑郁症的发病过程。一般认为抑郁症的发病跟以下几个因素有关。

（1）遗传

家系研究发现，重性抑郁症患者一级亲属患病概率高出一般人群 2～4 倍，并且具有发病年龄逐代减小、严重程度逐代增加的特征。

双生子研究发现，重性抑郁的遗传度约为37%，异卵双生者发病一致率约为 20%，同卵双生者约为 44%。

（2）神经生化

抑郁障碍的神经生化机制主要涉及 5 - 羟色胺（5 - HT）、去甲肾上腺素（NE）和多巴胺（DA）三种神经递质。5 - 羟色胺可直接或间接参与心境调节，其功能活性降低与抑郁障碍的发生有关。研究发现，抑郁症患者的脑脊液、血液和尿液中去甲肾上腺素代谢产物的含量明显降低。有精神运动迟缓的抑郁症患者脑内多巴胺功能降低。

（3）神经内分泌

下丘脑 - 垂体 - 肾上腺（HPA）轴：抑郁症患者可能存在 HPA 轴功能障碍，表现为血浆、脑脊液、尿液中皮质醇水平升高，其昼夜节律也发生变化，晚间自发性皮质醇分泌抑制功能丧失。

下丘脑 - 垂体 - 甲状腺（HPT）轴：研究发现，约 25% 的抑郁症患者血浆促甲状腺激素（TSH）的含量显著降低，而游离 T4 水平显著升高。HPT 轴功能下降与患者对抗抑郁药的低反应性和复发较早有关。

下丘脑 - 垂体 - 性腺（HPG）轴：产后性激素水平的急剧下降可能是抑郁障碍发病的危险因素。

下丘脑 - 垂体 - 生长激素（HPGH）轴：抑郁症患者的生长激素系统对可乐定片刺激的反应显著低于正常人。

（4）神经可塑性

神经可塑性是指中枢神经系统结构和功能的可修饰性。研究表明，抑郁症患者的神经可塑性存在异常。

（5） 神经电生理

睡眠脑电图：绝大多数抑郁症患者有早醒、入睡困难、夜间易醒等睡眠障碍，多出现睡眠结构改变和高觉醒，发生睡眠片段化，导致睡眠质量下降。

脑电图：约 30% 的抑郁症患者脑电图（EEG）存在异常，表现为右半球 α 波相对降低、激活性增加，这种激活性增加主要出现在额区，可能与抑郁情绪有关。

脑诱发电位：研究发现，抑郁症患者的皮质诱发电位有异常改变，其中视觉诱发电位潜伏期缩短，且右侧电位大于左侧，体感诱发电位波幅降低。事件相关电位 P300 和 N400 的潜伏期延长。

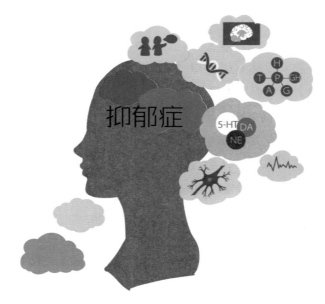

（6）脑影像

研究发现，重性抑郁症患者海马体积显著缩小。功能性脑影像显示：抑郁症患者左侧前额叶和前扣带回的局部脑血流量降低，而且前额叶区活动的降低程度与抑郁障碍严重程度呈正相关。

（7）社会心理

精神分析理论认为，愤怒情绪受到压抑会导致抑郁，被压抑的愤怒导向内部，进而转为自责和自我怨恨。认知心理学家认为，自我批判、自我扭曲、自我否定或自我挫败等观念是抑郁障碍的根本原因。抑郁常由应激事件引发。

Question

3.

什么是抑郁情绪？
抑郁情绪会发展为抑郁症吗

抑郁情绪是人们常见的一种情感体验，日常生活中经常听到有人在说"郁闷""好烦啊""好忧郁"等话，实际上这些词表达的意思就是抑郁情绪。抑郁情绪包括悲伤、苦恼、沮丧，这是任何人都会遇到的，我们可以笼统地把这一组情绪统称为"不开心"。整体而言，这个情绪反应是"负性"的、"向下"的，会对我们的日常生活产生消极的影响。几乎所有人都会因为生活中一些不如意的事情而出现抑郁情绪。当前社会竞争日益激烈，特别是一线城市，几乎每个人都在超负荷运转，精神压力大，很容易产生不同程度的抑郁情绪。当人们遇到困境，如生活挫折、生老病死、天灾人祸等情况时，理所当然会产生抑郁情绪。

抑郁情绪与抑郁症不同，我们可以从以下几点来对两者进行区别。

促发因素：正常人的抑郁情绪是基于一定社会事件背景的，也就是"事出有因"；而抑郁症的发病因素繁多，不一定有社会心理因素的刺激，也可无缘无故地产生，缺乏客观精神应激的条件，或者虽然有不良因素刺激，但是常常给人以难以理解的不开心、"小题大做"的感觉。

时间：正常人的抑郁情绪一般持续时间不长，通常通过自我调适可以缓解；而抑郁症的抑郁症状一般超过两周，且常持续存在，典型的抑郁症状可呈现晨重夜轻的节律性表现，不经治疗难以自行缓解，症状可能会逐渐加重、恶化。

症状严重程度：抑郁情绪较轻，只是表现为短暂性的心境低落，虽然会对正常生活产生一定程度的影响，但生活、工作仍可正常维持；而抑郁症的抑郁程度则要严重得多，会影响患者的工作、学习和生活，使其无法适应社会，影响其正常社会功能的发挥，更有甚者可产生自杀念头及自杀行为。

随着不良因素的消除，抑郁情绪会随之消失，一般不会发展为抑郁症。若无缘无故地出现抑郁情绪，或者不良因素消除后，抑郁情绪持续存在，且超过两周，甚至持续数月以上，并且影响人的工作、学习和生活，则可能是出现了病理性抑郁情绪，也就是可能患上了抑郁症。

Question

4.

抑郁症有哪些特殊表现

抑郁症的临床表现多种多样，典型的表现有情绪低落、思维迟缓、意志活动减退等"三低"症状，但是，也有一部分抑郁症患者并非以情绪为主要表现，而是以各种各样的躯体不适或其他精神问题为首要症状到医院就诊，抑郁症的特殊表现主要有以下几种。

（1）抑郁症的胃肠道症状

抑郁症常常会出现食欲下降、恶心、呕吐、腹胀、腹痛、便秘、体重下降等胃肠道症状，也称为胃肠神经官能症，可明显影响患者的生活质量及社会功能。有胃肠不适的抑郁症患者常常反复就诊于消化科，反复检查均无法发现胃肠道的器质性病变，实际上这些症状是由于胃肠神经功能紊乱所致。研究发现，精神心理因素对胃肠功能有重要影响。抑郁可使胃肠道蠕动减慢，内脏敏感性增加，从而引起多种胃肠不适症状。胃肠神经官能症可能是抑郁症导致的躯体化症状，而这些躯体化症状又会加重患者的抑郁焦虑情绪，二者紧密联系，互为因果。

（2） 抑郁症的心血管症状

抑郁症常突然出现莫名的紧张、剧烈的心跳、心慌、胸闷、胸痛、气喘、呼吸困难、乏力、出汗等心血管症状，常导致患者极度恐惧，担心心脏有问题，担心出现心血管意外，担心心脏突然停跳而死去，这部分患者常常反复就诊于心血管内科，行心脏相关各项检查却无法发现异常。实际上这与抑郁症出现严重的自主神经功能紊乱有关，也称之为心脏的神经官能症。

（3） 抑郁症的躯体疼痛症状

各种疼痛症状也是抑郁症常见的躯体症状之一。有研究显示，抑郁症患者各种躯体疼痛的发生率达 65％，且有明显的文化、性别及年龄差异。女性、文化程度低、生活质量差、失业及合并其他躯体症状的抑郁症患者更易罹患疼痛。躯体疼痛的常见部位为头部、背部、颈部、四肢关节等，多数有多个部位的疼痛不适，位置常不固定，且多为慢性疼痛，无法用躯体疾病解释。

（4） 抑郁症的其他精神症状

抑郁症除了有典型的"三低"表现外，还常常伴有烦躁、坐立不安、忧虑重重、犹豫不决、反复思考等焦虑强迫症状，抑郁严重者可出现幻觉、妄想等精神病性症状，但与焦虑障碍及精神分裂症的症状表现是不一样的。大多数精神分裂症患者的情感是淡漠而非低落，情感的表达与周围环境不相符合，没有自知力。抑郁症所伴随的精神病性症状不带有精神分裂症的症状特点，精神分裂症的幻觉、妄想荒诞离奇，多种妄想同时存在且相互矛盾，存在评论性、命令性幻听等。抑郁症常常有焦虑的表现，有时也共病焦虑，两者往往很难完全区别开来。焦虑障碍诊断时需有明确的自主神经功能紊乱及运动性不安等症状，如头昏头痛、心慌、胸闷、出汗、坐立不安、来回走动、搓手顿足等，如若只有烦恼或过度担心，而没有自主神经症状，则不应考虑焦虑症的诊断。若两者症状同样突出，可考虑共病。

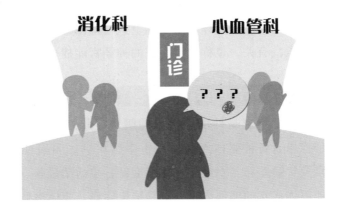

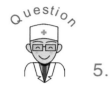

5.

特殊人群的抑郁症
表现有什么特点

抑郁症是生物、心理、社会因素相互作用的
结果，不同人在不同的环境下或者在人生的不同
阶段，其心理状态是不尽相同的。因此，抑郁症
在某些特殊人群中的发病率不一样，其临床表现
也各有特点。

（1）婴幼儿抑郁症

提起婴幼儿抑郁症，相信大家都有很多疑
问，小孩没什么烦恼，怎么可能会得抑郁症呢？
一般人很难把抑郁症跟婴幼儿联系在一起。智利
研究人员发现，每 40 名婴幼儿中可能就有一名
患有抑郁症，然而这种情况常被忽视。也有其他

研究发现，抑郁症不是突然发病，而是有一个漫长的过程，患上抑郁症的个体其实婴幼儿时期就会有一些征兆。患抑郁症的儿童普遍表现为淡漠、面无表情、易发脾气，在饮食和睡眠方面也有问题，如胃口差、厌食，夜间睡不安稳，常惊醒、哭闹等，情况严重时，身体的生长发育还会受到影响。

（2） 青少年抑郁症

青少年抑郁症多数由人的性格因素及较重的学习压力引起，也跟其他一些精神促发因素有关。性格内向、不爱交际、孤僻、敏感、多疑、倔强、违拗的人容易出现抑郁。另外，单亲家庭、离异家庭、父母对子女漠不关心、家庭关系不和谐、人际关系不协调、学习成绩差或遭遇其他负面生活事件等均容易导致抑郁症。青少年抑郁症的主要表现为：情绪不稳定，容易烦躁、发脾气，多对学习不感兴趣，甚至休学、退学；反抗父母，不但不与父母沟通，还经常与父母对立，生活不规律，不完成作业，甚至逃学、夜不归宿，离家出走等，我们常称之为"青春期逆反"。也有部分患者出现适应不良，一到学校环境便感到头昏头痛、恶心呕吐、腹痛、乏力、出汗，不能安心学习，要求调换班级或学校等。抑郁严重者也可出现自杀想法及行为。

（3） 老年期抑郁症

老年期抑郁症一般是指患者年龄在 60 岁以上的抑郁症，狭义的定义也可以指患者首次起病年龄在 60 岁之上的抑郁症，无论是哪一种，都有着诸多老年期的特点。老年患者抑郁发作的临床症状常不太典型，与青壮年患者存在一些差别。认知功能损害和躯体不适的主诉较为多见，主要表现有以下几种。

情感低落：这是抑郁症的核心症状。半数以上的老年期抑郁症患者还可有焦虑和激越，紧张担心、坐立不安，有时躯体性焦虑会完全掩盖抑郁症状。

思维迟缓：患者自觉"脑子没有以前不好使了"。老年期抑郁症患者大多存在一定程度的认知功能（记忆力、计算力、理解和判断能力等）损害，比较明显的是记忆力下降，需与老年期痴呆相鉴别。痴呆导致的记忆力下降多不可逆，而抑郁导致的记忆力下降则可随着情感症状的改善而有所改善，预后较好。

意志活动减退：患者不但既往对生活的热情、乐趣减退或丧失，越来越不愿意参加社交活动，甚至闭门独居、疏远亲友。

自杀观念和行为：老年期抑郁症患者的自杀危险性比其他年龄组患者大得多，尤其是抑郁与躯体疾病共病的情况下，自杀的成功率较高。因此患者家人需加强关注，严密防备。

疑病症状：患者往往过度关注自身健康，以躯体不适症状为主诉（消化系统表现最常见，便秘、胃肠不适是主要的症状），主动要求治疗，但往往否认或忽视情绪症状，只认为是躯体不适引起的心情不好。其对躯体疾病的关注和感受远远超过了实际得病的严重程度，因此表现出明显的紧张不安、过分的担心。辗转于各大医院，遍寻名医，进行各项检查，当检查的结果是阴性或者问题不大、程度不严重时，会拒绝相信，要求再到其他大医院、其他科室检查，也会埋怨医生检查不仔细、不认真、不负责任等等。

（4）围产期抑郁症

围产期抑郁症指的是孕期（产前抑郁）和/或产后（产后抑郁）或流产后的抑郁发作。围产期抑郁症的临床表现复杂多样，主要分为核心症状群、心理症状群和躯体症状群三个方面。

核心症状群

主要包括情感低落、兴趣和愉快感丧失、导致劳累感增加和活动减少的精力降低。

情感低落：围产期抑郁症患者总感觉心情压抑，高兴不起来，常无缘无故地长时间哭泣。典型病例有晨重夜轻的节律性改变，即情感低落在早晨较为严重，在下午或晚间可有所减轻。

兴趣和愉快感丧失：围产期抑郁症患者对以前非常感兴趣的活动难以提起兴趣，也无法从日常生活及活动中获得乐趣，体验不到怀孕或照看婴儿的快乐。

导致劳累感增加和活动减少的精力降低：围产期抑郁症患者会有不同程度的疲乏感，觉得活动困难，精力下降，且通过休息或睡眠并不能有效地恢复精力或体力。

心理症状群

围产期抑郁症还包含许多心理学症状，常见的有以下几种。

焦虑：围产期抑郁症患者的焦虑症状比其他抑郁症患者更常见，还经常出现严重的焦虑，甚至是惊恐发作。

集中注意和注意的能力降低：围产期抑郁症患者往往难以集中注意，谈话时注意的能力降低，对问题的回答缓慢，有时需数问一答。

自我评价和自信降低：围产期抑郁症患者自我评价下降，自感一切都不如别人，什么都不会，缺乏自信，事情不顺利时总是责备自己，并加重对自己的负性评价。

自罪观念和无价值感：围产期抑郁症患者认为自己对不起孩

子，是家庭的包袱、社会的累赘，觉得自己一无是处、毫无价值可言，甚至认为自己有罪。

认为前途暗淡悲观：围产期抑郁症患者认为前途是灰暗的，看不到光明，对自己的将来感到悲观绝望。

自杀或伤婴的观念或行为：部分围产期抑郁症患者会产生自伤、自杀观念或行为。有时围产期抑郁症患者会出现"扩大性自杀"，即在杀死别人后再自杀。所杀的对象往往是自己的婴儿，导致极严重的后果。此外伤婴的想法及惩罚婴儿的行为更常见，需要引起大家的高度警惕。

强迫观念：围产期抑郁症患者常会出现伤害婴儿的强迫观念，产后抑郁患者会因担心自己伤害孩子而避免与孩子接触。

精神病性症状：主要是指幻觉、妄想等。有时还会出现感知综合障碍，认为孩子的形状、大小、色泽发生了改变，甚至像个小怪物，因而产生伤害婴儿的行为。

躯体症状群

围产期抑郁症患者合并躯体症状的概率很高，有时躯体症状可能成为患者的首发症状或就诊主诉。常见的躯体症状有以下几种。

睡眠障碍：以入睡困难、易醒最为多见，而以早醒最具有特性。

食欲及体质下降：多数围产期抑郁症患者表现为食欲下降、进食少，并常伴有体质下降。

性欲下降：可以是性欲的减退乃至完全丧失。有些患者勉强被动维持性行为，但无法从中体验到乐趣。

非特异性的躯体症状：常见的主诉包括头痛、腰背痛、恶心、口干、便秘、胃部烧灼感、肠胃胀气等。围产期抑郁症患者常常将其归因于"月子里受凉，没有养好，得了月子病"。

（5）围绝经期抑郁症

我国女性平均自然绝经年龄为 49 岁，围绝经期为 45～55 岁。一般将首发或复发于围绝经期的抑郁发作称为围绝经期抑郁症。国内研究发现，围绝经期妇女出现抑郁症状的概率高达 30%～46%，确诊为抑郁症的患者约为 9%。可见该疾病非常常见。遗传学因素决定了个体对抑郁症的基础易感性，围绝经期性激素水平的显著变化则放大了易感个体发生抑郁症的风险，而应激性事件是围绝经期抑郁症的触发因素。

围绝经期抑郁症患者有一定的个性特征，如神经质、精神质，患者的社会支持明显低于普通人群，并且多有一定的生活事件，尤以负性生活事件为主，防御方式主要以不成熟的防御方式如自责、退避为主，这些因素中的个性特征、负性生活事件、社会支持不足、不成熟防御方式是围绝经期抑郁症发病的危险因素。

围绝经期抑郁症的症状在日常生活中是可以觉察到的。一般生理性的躯体变化表现常在精神症状之前出现，往往随着病情发展而加重，经过治疗后这些躯体症状也会比精神症状消失得早。比如，月经变化、睡眠障碍、经常性的便秘、眩晕、乏力、心悸、胸闷、四肢麻木、发冷或发热、血压脉搏不稳等。精神症状通常会随着病情的逐步加重而加重。通常起病时患者会表现为情绪低落、郁郁寡欢、焦虑不安、过分担心发生意外，以悲观消极的心情回忆往事、对比现在、忧虑将来，情绪沮丧、思维迟缓、反应迟钝，自感精力不足、做事力不从心，对平常喜欢的事提不起兴趣，特别是易疲劳，休息后也不能缓解。旁人从直观上就能察觉到患者焦虑紧张，面容憔悴，眼神中充满恐惧和绝望。有的患者会变得坐卧不安，喃喃自语，悲伤哭泣，惶惶不可终日。更有甚者会发生自伤、自杀的行为。病情严重的患者，会感觉周围的人都在议论她，甚至有人要害她。

6.

轻性抑郁的表现是怎样的

临床上将抑郁症分为多个类型，包括重性抑郁、持续性心境障碍、经前期烦躁障碍和破坏性心境失调障碍，以及某些药物、酒精、毒品、其他躯体疾病（如甲状腺疾病）所致的抑郁障碍等。平时我们所讲的抑郁症在临床分型上指的是重性抑郁，具有典型的抑郁症表现。持续性心境障碍、经前期烦躁障碍和破坏性心境失调障碍等则属于轻性抑郁。

持续性心境障碍，也称为心境恶劣，是一种持久存在的以情绪低落为主要临床相的心境障碍，表现为持续的心境低落至少 2 年，但程度较轻，达不到抑郁症的诊断标准，且在这 2 年中，很少有 2 个月的心境正常间歇期，常伴有焦虑、躯体不适和睡眠障碍。心境恶劣与重性抑郁相比，病程周期性变化不明显。心境恶劣患者与重性抑郁患者相比，抑郁状态相对恒定，但程度较轻。许多心境恶劣状态始于儿童时期，而且被普遍认为是一种带有郁闷素质的人格障碍。另有一些人认为心境恶劣其实是焦虑障碍。心境恶劣患者的心理发育常常是受阻抑的，他们很难相信自己的能力，认为自己前途黯淡。

经过 20 多年的科学研究后，经前期烦躁障碍如今被确认为是一种疾病。有经前期烦躁障碍的女性在月经开始前一周有抑郁、易激惹、紧张的症状。月经开始后几天，这些症状就逐渐减轻了，在月经结束后一周，症状消失。其主要症状包括心境改变、焦虑和睡眠问题。有此障碍的女性也有躯体症状，如乳房胀痛。经前期烦躁障碍在女性来月经的若干年里，任何时间都可能发病。有一部分女性，在临近绝经期时症状会加重。一旦绝经，症状便会停止。有些女性可能有经前期综合征或月经期综合征，这种状况也可能出现情绪及躯体症状，但发生在月经来潮前，且这些症状没有严重到破坏日常生活及工作的程度。而经前期烦躁障碍症状更多更严重，足以导致生活、学习、工作、社交等功能出现问题。

破坏性心境失调障碍常常发生在儿童中，他们严重易激惹或容易愤怒，经常大发脾气。有破坏性心境失调障碍的儿童发脾气的情况很特别，不同于正常的发怒，这些脾气爆发强度更大、时间更长，超过了情境刺激的程度。有破坏性心境失调障碍的儿童，大发雷霆的情况频频出现，在一年中每周至少出现 3 次。与儿童亲密接触的人可观察到这种行为。没有发病时，有此障碍的儿童仍然易激惹或几乎每天都生气。在患者中，首次诊断至少要满 6 岁但不能晚于 18 岁，症状必须在 10 岁前出现。

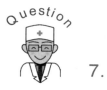

7.

抑郁症会遗传吗

很多人常常会问，抑郁症会遗传吗？特别是到了生育年龄的抑郁症患者，因为了解抑郁症的痛苦，因此不愿意让自己的孩子以后也受到抑郁症的折磨，特别关注抑郁症是否会遗传的问题。那么，究竟抑郁症会不会遗传给下一代呢？

目前大量的研究发现，抑郁症有家族聚集的现象，比如个体发生抑郁症以后，追溯到其直系血缘关系的三代以内，有很高的可能性找到另外一个患有抑郁症的亲属，这种比例要高于正常家族。家系研究及双生子研究表明，抑郁症患者亲属患病率比普通家庭高 10 ~ 30 倍，且血缘关系越近，患病率越高：父母、子女、兄弟姐妹为

14%，叔伯姑姨舅、祖父母等为 4.8%，堂兄妹、表兄妹为 3.6%；单卵双胞胎为 46%，双卵双胞胎为 20%。由此可以看出，抑郁症与遗传关联密切。遗传方式研究也发现，抑郁症的发生与个体的遗传素质密切相关，但目前确切的机制尚不清楚。抑郁症相关遗传方式的假设包括单基因常染色体显性遗传、X 染色体显性遗传和多基因遗传。然而，目前研究的抑郁症易感基因的效应均较轻微或中等，且尚无确切的分子遗传学机制，仍需进一步发掘和验证。

但是到目前为止，还不能把抑郁症定义为遗传性疾病，因为它不符合遗传性疾病的特征，仅仅是有家族聚集现象，可能属于多基因的遗传。这种家族聚集现象、这种遗传倾向，几乎所有的内源性疾病都或多或少地存在。相对于家族式的抑郁症聚集现象，也有研究提示另一个相反的事实，那就是一些家族中往往只有一个抑郁症患者。这就说明，遗传不是抑郁症唯一的、决定性的病因。只是我们目前还不清楚遗传到底在抑郁症的发生上起了多大的决定作用。

8.

抑郁症有性别差异吗

　　男性和女性存在许多身心的不同。当出现抑
郁时，这些不同是极其重要的。美国心理学家苏
珊·诺伦－霍克西玛称，在世界上的所有女性当
中，21.3%患有终生重性抑郁障碍（MDD），而
只有12.7%的男性有这个问题。研究表明，女
性被诊断患有单一MDD事件的可能性是男性的
2倍，并且被诊断为复发性MDD的可能性是男
性的4倍。MDD在女性中比在男性中更严重，
并且MDD症状学在两性之间不同。例如，女性
患非典型抑郁症的可能性要比男性多出3倍，其
特征是嗜睡和体重增加。患有MDD的女性和男
性也往往有不同的合并症。女性更可能患有焦虑

症，而男性则更可能患有物质使用障碍。MDD 中的性别差异可能受发育过程影响。青春期也是一个敏感的发育期，发育过程中的任何事件都会增加成人精神病理学的风险。除了不同性激素（男性睾丸素和女性雌激素）的作用外，性染色体也可能很重要。这项研究很大程度上证实了自然医学研究的结果，即抑郁症具有明显不同的性别特征。

更多的研究显示，男性通常能更好地隐藏症状，面对应激，他们的情绪更趋向于平静，从而导致容易被忽视。相对于男性，女性趋向于说出她们的感受，通常更容易被发现抑郁症的症状和征兆。因此，女性往往比男性更容易诊断。当前女性比男性更易患抑郁症的说法并没有确凿的科学证据，但是，能知道的是抑郁症可能跟遗传、激素水平、社会地位、人际关系、严重的生活事件及应激应对策略的差异有关。另外，造成女性患抑郁症风险增加的因素包括生育控制和怀孕、工作与养育孩子间的冲突、婚姻冲突、性虐待、身体虐待及贫穷等。

9.

抑郁症是胡思乱想造成的吗

　　常听到有人问，抑郁症是不是闲出来的？甚至听到有人讲，抑郁症就是因为太闲了，是"富贵病"。实际上，很多人对抑郁症的认识存在一个很大的误区，那就是认为抑郁症是一种"闲出来的病，是养尊处优、胡思乱想而导致的病"，即认为那些为工作、生活而忙碌奔波的人不容易得抑郁症，而每天衣食无忧、无所事事的人就有更多时间胡思乱想，从而导致抑郁症。实际上这些认识均是错误的。

　　随着科学医学的发展，有关抑郁症的研究不断深入，大家逐渐认识到抑郁症的病因跟遗传、神经生化、神经内分泌、神经可塑性、神经电生理、脑影像学、社会心理因素等息息相关。大量调查研究显示，高压人群，也就是工作、生活压力大，整日忙碌加班工作的人群抑郁症发生率更高，处于低社会阶层者患重性抑郁的风险比高社会阶层者高，城市的患病率比乡村高。由此可见，抑郁症不是闲出来的，更不是一种"富贵病"。

　　抑郁症患者身上背负的石头已经够多了，他们常常因不被理解而苦恼，悲观消极，甚至有自杀念头及自杀行为。面对抑郁症患者，我们千万不要再说"你就是太闲了""你想太多了""你要靠自己""你要想开一点"等等貌似安慰的话。我们能做的是，理解与鼓励他们，陪伴他们走出抑郁。

抑郁症发生率

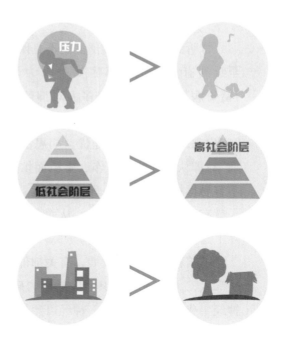

10.

怎样面对抑郁症患者的轻生问题 **?**

近来，我们不断从新闻媒体报道中听到有人因抑郁症轻生的消息，其中不乏明星及各领域的专家。记得有新闻报道甘肃某花季少女跳楼时，现场有人起哄让这位女孩赶紧跳，看到这些实在让人心痛。

很多人认为，抑郁症不就是心情不好吗？至于动不动就要死要活的吗？也有人出于好心，会对身边有自杀倾向的抑郁症患者说："你连死都不怕，还怕抑郁吗？"虽说是出于好心相劝，但这样说显然欠妥，看似安慰的话，对抑郁症患者来说，可能是再一次的伤害。

"很多人把这种病当成是脆弱，想不开。我

想说的是，不是的。我从来不是个脆弱的人，就像不经常喝酒的人也会得肝癌一样，没有太多的诱因，就这么发生了。""我只知道我活得很累很痛苦。"这是一位年仅 21 岁的女孩跳崖自杀前留下的遗书里的内容。总有些人会有疑问，他们的工作挺好，生活条件并不差，还有什么不满呢？碰到挫折至于这么脆弱吗？凡事看开点不就好了？

抑郁症是一种疾病，生物、心理及社会因素均参与了该病的发生过程，它不是简单的心情不好。对于身边有自杀倾向的抑郁症患者，我们不能再说"没事的，看开点就好了，很快就会过去的"这些自以为安慰的话来伤害他们了。

那面对抑郁症患者，我们能做什么？

（1） 陪伴与分担责任

抑郁症患者常感孤独无助，做什么事都提不起兴趣，行动变得非常迟缓。这时候我们可以多些时间陪伴他们，帮他们做一些简单的家务，降低他们的压力。

（2） 鼓励他们运动

既往研究表明，有规律的运动能有效改善抑郁情绪，缓解焦虑。抑郁症患者缺乏兴趣和动力，我们应多鼓励他们到户外运动，有时间可陪伴其一起运动。

（3） 理解与赞美

抑郁症患者自我评价低，自卑、缺乏自信，也觉得别人不理解自己。我们要耐心倾听他们的倾诉，理解他们的痛苦，给予适当的称赞及肯定。如发现患者有自杀倾向，应及时带其就医。

11.

为什么有些抑郁症患者
会有一段时间表现特别良好 ？

如前所述，抑郁症以显著而持久的心境低落为主要临床特征，是心境障碍的主要类型。心境低落与其处境不相称，情绪的消沉可以从闷闷不乐到悲痛欲绝、自卑抑郁，甚至悲观厌世，可有自杀企图或行为。从临床表现来看，抑郁症主要表现为"三低"状态，可是，为什么我们会发现有些抑郁症患者在某些时段表现得特别良好呢？

事实上，这部分"抑郁症患者"不少见。精神科医生接诊这些"抑郁症患者"时，他们除了讲述自己有情绪低落、思维迟缓、意志消沉、活动减少等抑郁表现外，也会谈及既往有些时候曾出现跟抑郁症完全相反的表现：心情会特别好，非常愉悦，话也变得比较多，脑子转得快，想法多，精力非常充沛，觉得自己能力很强，什么都能干。也有部分抑郁症患者服用抑郁药后出现上述跟抑郁时完全相反的表现，表现得特别良好，超过其平时好的状态。

这部分"抑郁症患者"不是单纯的抑郁。临床上把这种状态称为"双相情感障碍"。双相情感障碍又称双相障碍，是指患者既有躁狂或轻躁狂发作，又有抑郁发作的一类情感障碍。当患者抑郁发作时，可出现典型的"三低"症状，即情绪低落、思维迟缓、意志活动减退；当患者处于躁狂或轻躁狂发作时，可出现"三高"症状，即情绪高涨、思维奔逸、意志活动增强。这部分"抑郁症患者"在疾病过程中有两个临床相，当情绪低落、意志消沉时处于"抑郁相"，当表现特别良好、兴奋话多时处于"躁狂相"。

第二部分

抑郁症的
药物
治疗

1.

得了抑郁症怎么办

　　瑞士心理学家荣格30多岁时得了抑郁症，他辞掉了学校的工作，每天沿着苏黎世湖畔走，问自己"这么干枯的生活，我没有一点点活下去的力气，要怎么办"。英国作家安东尼·斯托尔在其著作中提到丘吉尔的一句名言："心中的抑郁就像只黑狗，一有机会就咬住我不放。"丘吉尔之后，黑狗（black-dog）便成了英语世界中抑郁症的代名词。

　　全球大约有3.5亿抑郁症患者，每年患抑郁症的人大约在1.5%，这些人当中有10%～15%采取了自杀行为，而这些采取自杀行为的人中有15%～25%自杀成功。由此可以看出抑郁症是一个不容忽视的疾病。但是，为什么我们并不会感觉到身边有那么多的抑郁症患者呢？与高发病率形成鲜明反差的是，目前我国地市级以上医院对抑郁症的识别率不到20%。大量的抑郁症患者被误诊或者漏诊。很多人已经患上抑郁症，却意识不到或不愿面对，也不知道该到何处确诊就医。这反映了社会对抑郁症认识的不足。对抑郁症的知晓率、就诊率低，严重影响着相关医疗服务推广及学科发展。要想解决抑郁症这一疾病的重大隐患，我们就应该重视它。

事实上，抑郁症并不是凶猛的老虎，我们不必过于畏惧。抑郁其实只是一种情绪体验，也是一种正常而自然的心理现象。每个人都有过情绪的波动起伏，人一生当中或多或少会有过抑郁情绪的参与。抑郁症是很常见的一种疾病，就像高血压、糖尿病一样，既然我们能接受高血压、糖尿病等疾病，为什么不能接受抑郁症的存在呢？

那得了抑郁症该怎么办呢？

第一，恰当评估自己的能力，明确自己的价值和目标。

第二，坚持健康的生活习惯，包括良好的睡眠习惯；培养良好的饮食习惯，既不暴饮暴食，也不过度偏食、节食，控制酒精的摄入；养成良好的运动习惯。

第三，建立良好的人际关系，多做好事，与人为善，以诚待人，结交知心朋友。当发生不良生活事件时，有一个可以完全信赖的人倾诉，能使不良情绪得到及时排解、宣泄，这是治疗和预防抑郁的最重要保证之一。

第四，培养多方面的兴趣爱好，一个人如果没有兴趣爱好，则生活单调、枯燥无味，一旦遭遇不良生活事件，就会无所适从，极易产生不良情绪而加重病情。

如果发现身边的人或自己可能有情绪方面的问题，最需要做的不是贸然做出判断或诊断，而是应该积极寻求专业帮助。抛开心中的顾虑，不要讳疾忌医，抑郁障碍和心理障碍不要混为一谈，就医也并不会被扣上精神病患者的帽子。

　　当确诊抑郁症后，通常采用的治疗方式有药物治疗、心理治疗、物理治疗等。临床上多采用多种方式配合治疗，其中最重要的就是药物治疗，它是抗抑郁治疗的核心，除部分轻症患者可以采用非药物治疗外，大部分抑郁症患者都需要采用药物治疗。

　　许多抑郁症患者片面追求心理治疗，拒绝药物治疗，过分强调药物的毒副作用。我们需要知道的是，很多情况下，单纯的心理治疗并不能解决问题。所有的药物都存在不良反应，在服药过程中，医生必然会权衡利弊，对药物的疗效及不良反应进行监控。在药物不良反应和抑郁症的危害性之间，"两害相权取其轻"，在医生指导下服药，能更好地减少不良反应的发生。

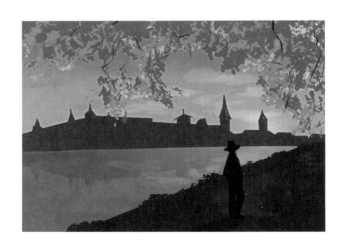

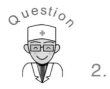

2.

抑郁症是患者
可以自己克服的吗 **?**

　　首先，我们需要明确的是，抑郁症是一种疾
病，不是抑郁情绪，更不是简单的心情不好。到
目前为止，抑郁症的病因尚不完全清楚，只知道
生物、心理与社会环境诸多方面因素参与了抑郁
症的发病过程。然而，以上这些因素并不是单独
起作用的，遗传与环境或应激因素之间的交互作
用，以及这种交互作用的出现时点在抑郁症发生
过程中具有重要的影响。因此，从发病因素来
看，抑郁症是很难自己克服的，患者最好找专科
医生接受规范化治疗。

　　抑郁症临床上多表现为抑郁发作，亦即抑郁
症的临床表现为发作性病程。我们可以发现，抑

郁症患者的抑郁表现大多不会一直持续，但未经过治疗的患者，也有可能出现症状缓解。那是不是说抑郁症能够自愈呢？

我们已经了解了，抑郁症的发生与遗传、神经功能、社会、心理等都密切相关，临床上常用的治疗抑郁症的方法是药物治疗、心理治疗及物理治疗。

药物治疗是当前治疗抑郁障碍的主要方式，药物主要是通过调节脑内神经递质及其功能来达到治疗目的的。心理治疗能够帮助患者识别和改变认知曲解，矫正适应不良性行为，提高患者的人际交往能力和心理适应功能等，从而减轻或缓解抑郁症状。物理治疗如重复经颅磁刺激，是通过线圈产生高磁场，在脑内特定区域产生感应电流，使神经细胞发生去极化，从而使其产生功能改变。

那么是否可以不通过这些常规治疗，等待身体和心理的自然调节和恢复呢？理论上是可行的，毕竟我们的身体机能是非常强大的，拥有很大的调节潜力。一定程度上的递质功能紊乱是能够通过自身调节重新回到平衡的。这也能部分解释为何抑郁症在临床上多是以抑郁发作的形式存在的。那这意味着我们可以撇开药物、心理及物理治疗等常规治疗，等着抑郁症自愈吗？答案是否定的。

在轻度抑郁的时候，确实有部分患者可以自愈，然而，仅仅是部分，处理不恰当，轻度抑郁也有可能继续进展。人体的调节能力毕竟是有限度的。轻中度抑郁的时候至少应进行心理干预，而中度以上的抑郁最好能配合药物治疗。

有人可能会问：那为什么不能先自己观察观察，如果自愈了就皆大欢喜，如果不能自愈再去就医不是更好？既能避免过多服药，又能节省医疗资源。

这是因为抑郁症在精神疾病负担中的权重最大，为社会带来了沉重的负担，自杀率也非常高。抑郁症患者发病时，兴趣缺失、动力缺乏、消极悲观，甚至有挥之不去的自杀想法。这当然不是通过自身调节就能解决的问题。每一个生命都是极其宝贵的，早期的干预治疗可以很大程度上改善抑郁症患者的社会功能，减轻疾病负担，极大地减少自杀行为的发生，降低自杀成功的比率。权衡利弊，抑郁症的治疗是必需的。

　　如果你感觉自己可能抑郁了，不要有太多顾虑，也不要心存侥幸。抑郁症很常见，却不容小觑，及时求助专业人士才是最正确的选择。你不是一个人，我们一起在努力。

3.

抑郁症一定要吃药吗

生物、心理与社会环境诸多方面因素参与了抑郁症的发病过程，因此抑郁症的治疗也包括生物、心理及社会等方面。

（1）生物治疗，包括药物治疗、物理治疗、运动等

◎药物治疗。药物治疗是中度以上抑郁发作的主要治疗措施。目前临床上一线的抗抑郁药主要包括选择性5－羟色胺再摄取抑制药（SSRI，代表药物有氟西汀、帕罗西汀、舍曲林、氟伏沙明、西酞普兰和艾司西酞普兰）、5－羟色胺和

去甲肾上腺素再摄取抑制药（SNRIs，代表药物有文拉法辛和度洛西汀）、去甲肾上腺素能和特异性 5 - 羟色胺能抗抑郁药（NaSSAs，代表药物有米氮平）等。传统的三环类、四环类抗抑郁药和单胺氧化酶抑制剂由于不良反应较大，应用明显减少。

◎物理治疗。主要的物理治疗有改良电抽搐治疗（MECT）、重复经颅磁刺激治疗（rTMS）和深部脑刺激（DBS）。MECT 可快速有效地治疗重性抑郁，并可明显降低患者自杀率。rTMS 是近年来新出现的一种物理治疗手段，有中度抗抑郁效果，短期内在改善抑郁症状和自杀行为方面均有效，且因其具有无创性而得到逐步推广。DBS 通常用来治疗难治性抑郁症。

◎运动。抑郁症患者需形成良好的作息习惯及运动习惯。研究表明，长期规律运动能缓解抑郁情绪及焦虑情绪。

（2） 心理治疗

对于明显心理社会因素导致的抑郁发作患者，在药物治疗的同时常需合并心理治疗。常用的心理治疗方法包括支持性心理治疗、认知行为治疗、人际治疗、婚姻和家庭治疗、精神动力学治疗等，其中认知行为治疗对抑郁发作的疗效已经得到公认。

（3） 社会支持系统

良好的社会支持系统对抑郁症患者的康复有着不可忽视的作用，可以帮助患者解决生活和工作中的实际困难，增强其应对能力，尽可能解除或减轻患者的心理压力，并积极创造良好的社会环境。

由此可见，抑郁症的治疗手段有很多，药物治疗不是唯一的方法，但患者必须到专科医院就诊，以便医生根据其疾病的严重程度制定相应的治疗方案。

4.

常用的抑郁药有哪些

（1） 抗抑郁药类型

◎三环类抗抑郁药（TCAs）。主要通过对突触前单胺类神经递质再摄取的抑制，使突触间隙去甲肾上腺素和5－羟色胺含量升高以达到治疗目的。代表药物包括阿米替林、多塞平、氯米帕明等。此类药物不良反应较多，耐受性差，服用过量还可能导致严重心律失常甚至死亡，但起效较快，疗效较好，严重病例仍可选用。

◎选择性5－羟色胺再摄取抑制药（SSRI）。主要通过选择性抑制5－羟色胺再摄取，使突触间隙5－羟色胺含量升高。代表药物有氟西汀、帕罗西汀、氟伏沙明、舍曲林、西酞普兰，与 TCAs 相比具有高度安全性和耐受性，心血管安全性高。

◎与异构位点结合的 5 - 羟色胺再摄取抑制药（ASRIs）。为西酞普兰的单一右旋光学异构体，代表药物是艾司西酞普兰，能使得 5 - 羟色胺再摄取的作用更快速、更持久、更稳定。

◎5 - 羟色胺和去甲肾上腺素再摄取抑制药（SNRIs）。具有对 5 - 羟色胺和去甲肾上腺素双重摄取抑制作用，高剂量时还可产生对多巴胺的摄取抑制作用。代表药物是文拉法辛、度洛西汀，此类药物的疗效与剂量相关，低剂量时与 SSRI 相似，高剂量时作用谱增宽，不良反应也相应增加。药物起效较快，对难治性抑郁效果较好。

◎5 - 羟色胺受体拮抗剂及 5 - 羟色胺再摄取抑制药（SARIs）。代表药物是曲唑酮，特点是镇静和抗焦虑作用较强，没有 SSRI 类药物常见的不良反应，特别是对性功能没有影响。

◎去甲肾上腺素和多巴胺再摄取抑制药（NDRIs）。代表药物是安非他酮，其抗抑郁疗效与三环类药物相当，并可减轻患者对烟草的渴求，可用于戒烟。高剂量可诱发癫痫。

◎选择性去甲肾上腺素再摄取抑制药（NRIs）。代表药物是瑞波西汀。

◎去甲肾上腺素能和特异性 5 - 羟色胺能抗抑郁药（NaSSAs）。代表药物是米氮平。

（2） 常用抗抑郁药及其不良反应

抗抑郁药常见不良反应类似，包括性功能障碍、胃肠道反应、失眠、镇静、激越、震颤、头痛、头晕等，严重不良反应包括罕见的癫痫发作、诱发躁狂、激活自杀观念等。

氟西汀：主要改善抑郁情绪、动力和兴趣缺乏、焦虑、睡眠障碍（包括失眠和睡眠过多），通常需要 3~4 周起效。治疗抑郁症和焦虑症剂量范围为 20~60 毫克/天，贪食症 60~80 毫克/天。不能与单胺氧化酶抑制剂（MAOIs）合用，有肝损害者和老年患者要减量，儿童患者慎用。该药可用于不典型抑郁症合并进食和情绪障碍的患者，以及患有强迫症或抑郁症的儿童，不适用于厌食症、激越、失眠患者，起效相对较慢。

帕罗西汀：主要改善抑郁情绪、焦虑、睡眠障碍，特别是失眠、惊恐发作、回避行为、再经历、警醒。起效时间：失眠或焦虑早期就可缓解，治疗作用需要 2~4 周出现。剂量范围：20~50 毫克/天，起始 10~20 毫克/天。停药减药需缓慢，以避免戒断反应。肝损害患者及老年患者要减少剂量。慎用于儿童。不推荐孕妇及哺乳期妇女应用。该药可用于患有焦虑和失眠的患者，以及焦虑、抑郁混合的患者，不适用于睡眠过多的患者、阿尔茨海默病和认知障碍患者及伴有精神运动性迟滞、疲乏、精力差的患者。

氟伏沙明：主要改善抑郁情绪和焦虑。起效时间通常需要 2~4 周，部分患者早期可改善睡眠或焦虑。剂量范围：治疗强迫症 100~300 毫克/天，抑郁症 100~200 毫克/天。起始剂量 50 毫克/天，4~7 天增加 50 毫克/天。不应与 MAOIs 联用。肝损害患者要减少剂量。老年患者及儿童起始剂量要低，加量要缓慢。不推荐用于孕妇。该药可以治疗抑郁、焦虑混合的患者，可以快速抗焦虑和抗失眠，还可治疗精神病性抑郁和妄想性抑郁，但不能用于有肠易激综合征和多种胃肠道不适的患者。

舍曲林：主要改善抑郁情绪、焦虑、睡眠障碍、惊恐发作、回避行为、再经历、警醒。起效时间：2~4 周，部分可在早期出现精力和活动增加。剂量范围：50～200毫克/天。肝损害的患者应减量，老年患者剂量要小，加药应慢。该药可用于患强迫症的儿童，可治疗不典型抑郁，对疲乏和精力差的患者效果较好，但不宜用于伴有失眠、肠易激综合征的患者，剂量需要滴定。

西酞普兰：主要改善抑郁情绪、焦虑、惊恐发作、回避行为、再经历、警醒、睡眠障碍。起效时间：2～4周，常用剂量20～60毫克/天，起始剂量20毫克/天，加量应缓慢。该药较其他抗抑郁药更易耐受，可用于老年患者及使用其他SSRI过度激活或镇静的患者，但剂量需要滴定。

艾司西酞普兰：是西酞普兰的单一右旋光学异构体。适应证：抑郁症、广泛性焦虑障碍、惊恐障碍。起始剂量10毫克/天，效果不佳者可在1周内加量至20毫克/天。优点是抗抑郁和抗焦虑起效较快，对严重抑郁症效果较好。

文拉法辛：主要改善抑郁情绪，精力、动力和兴趣降低，睡眠障碍，焦虑。起效时间：2～4周。不良反应随剂量增加而增加，除其他常见不良反应外，还可见抗利尿激素分泌异常综合征、剂量依赖性高血压。常用剂量：75～225毫克/天。肝肾疾病患者及老年患者应减量，心脏疾病患者和儿童要慎用。不推荐用于孕妇。该药可用于迟滞性抑郁、不典型抑郁伴焦虑患者，治疗抑郁缓解率较SSRI高，但不能用于高血压或边缘性高血压患者。

度洛西汀：与文拉法辛相比，它对5-羟色胺和去甲肾上腺素的再摄取抑制作用更接近平衡。推荐起始剂量3毫克/天，有效剂量60毫克/天。耐受性较好，常见不良反应为恶心、口干及失眠，可能影响性功能。有升高血压的作用，应定期监测血压。主要对抑郁症伴随的躯体症状及慢性疼痛症状改善较明显，但用药初期发生恶心、呕吐的不良反应较严重。

瑞波西汀：主要改善抑郁情绪，精力、动力和兴趣降低，自杀观念，认知障碍，精神运动性迟滞。起效时间：2~4周。起始剂量2毫克/天，常用剂量8毫克/天，最大剂量10毫克/天，分两次服用。常见不良反应：失眠、头晕、焦虑、激越、口干、便秘、尿潴留、性功能障碍及剂量依赖性低血压。心脏疾病患者、肝肾疾病患者、儿童患者慎用，不推荐用于孕妇和哺乳期妇女。可用于疲倦、无动力患者，以及有认知障碍的患者和精神运动性迟滞的患者，可改善其社会功能及职业功能，缺点是需分两次服药。

曲唑酮：主要改善抑郁、焦虑、睡眠障碍。起效时间：治疗失眠起效快，治疗抑郁症需2~4周。剂量范围50~200毫克/天，治疗失眠时起始剂量为25~50毫克/天，通常剂量为50~100毫克/天。常见不良反应有水肿、视力模糊、便秘、口干、疲乏、共济失调、低血压、晕厥，长期治疗时罕见窦性心动过缓、皮疹。其他严重罕见不良反应为阴茎持续勃起。肝损害患者和儿童患者慎用，不推荐用于心肌梗死的恢复期，老年患者应减量。妊娠期头3个月避免使用，哺乳期妇女使用时应停止哺乳。该药治疗失眠时不会产生依赖，可治疗伴焦虑的抑郁症，且极少引起性功能障碍，但不适用于乏力、睡眠过多的患者和难以忍受镇静副作用的患者。

米氮平：对重度抑郁和明显焦虑、激越的患者疗效明显且起效较快，对患者食欲、睡眠改善明显。起效时间：对失眠和焦虑短期内可起效，对于抑郁的治疗通常需要2~4周。常见不良反应：过度镇静、体重增加、口干、便秘、头晕、多梦、意识障碍、类流感症状、低血压。剂量范围：15~45毫克/天，晚上服用，起始剂量为 15 毫克/天。慎用于心、肝、肾功能受损患者，老年患者需减量。慎用于儿童。不推荐用于孕妇和哺乳期妇女。该药适合治疗特别担心性功能障碍的患者、症状性焦虑患者、联合使用药物患者，可作为增效剂增加其他抗抑郁药的效果，不宜用于担心体重增加的患者和精力差的患者。

安非他酮：适用于抑郁症，可与行为矫正联合用于戒烟。有速释剂、控释剂、缓释剂等剂型，速释剂建议起始剂量为 100 毫克/天，控释剂和缓释剂为 150 毫克/天，顿服。优点是耐受性好，无明显镇静作用，无抗胆碱能副作用，不引起体位性低血压。常见不良反应：头痛、失眠、恶心和上呼吸道不适，有可能引起兴奋、激越及易激惹。对性功能没有影响，也不导致体重增加。高剂量时可能产生欣快感，对于有药物滥用史的患者在予以高剂量时要慎重。不能与 MAOIs 同时使用，可能引起高血压危象。与多巴胺激动剂同时使用可能导致谵妄、精神症状或者静坐不能。

阿戈美拉汀：治愈率和有效率与文拉法辛相似，抗抑郁起效时间在 2 周以内，比帕罗西汀起效更快，抗焦虑作用与帕罗西汀相当。与其他抗抑郁药不同的是有改善睡眠和调整生物节律的作用。最常见不良反应为恶心和头晕，不常见不良反应包括感觉异常、视物模糊、湿疹等。禁用于肝功能损害患者，乙肝、丙肝病毒携带者/患者。

伏硫西汀：2017 年 11 月 21 日在中国批准上市，研究显示其在亚洲人群中治疗抑郁的疗效与文拉法辛相当。与其他抗抑郁药相比，该药耐受性良好，可同时改善抑郁症患者的情绪、认知和功能。

5.

抑郁症药物治疗的原则
是什么

　　目前市场上可供选择的抗抑郁药种类繁多，因此根据病情选用药物就成为一个重要问题。药物治疗的原则有：

　　◎治疗前向患者及家人阐明药物性质、作用和可能发生的不良反应及其对策，争取他们主动配合，遵医嘱按时按量服药。

　　◎尽可能避免对症治疗（如专门针对激越、失眠、记忆障碍等症状的治疗），因为绝大多数症状均符合某种特定的诊断类型。

　　◎针对疾病的病程特点采取特殊治疗。如对于初发症状采用急性治疗，予巩固治疗以预防复燃，予维持期治疗以减少疾病复发。倡导全程治疗，单次发作的重性抑郁，50%~85%会有第2次发作，因此常需维持治疗以预防复发。

◎个体对抗抑郁药的反应存在很大差异，因此为每个患者制定治疗方案时需要把患者的性别、年龄、躯体情况、是否合用其他药物、是否首次发作、既往对药物的反应等综合考虑，并根据患者用药后的反应随时调整。给药从小剂量开始，根据患者的病情变化和耐受情况，并依据药动学特点制定适宜的药物滴定速度，通常在1~2周达到有效剂量。如果治疗有效，可以维持相同剂量治疗4周，再根据疗效和耐受情况确定是否进行剂量调整。尽可能使用最低有效剂量，小剂量疗效不佳时，根据不良反应和耐受情况逐渐增至足量、足疗程，如仍无效，可考虑换药。

◎尽可能单一用药，足量、足疗程治疗和换药无效可考虑2种抗抑郁药联合使用。一般不主张联用2种以上抗抑郁药，因为几乎没有证据表明联合用药有效，且联合用药不良反应明显增高。对于难治性抑郁，《中国抑郁障碍防治指南》中提到可以附加锂盐、非典型抗精神病药或三碘甲状腺原氨酸等进行治疗。对复发风险很低的患者，维持期治疗结束后可逐渐停药，但在停药后2个月内复发风险很高，故在此期间应坚持随访，医生应仔细评估是否有复发的迹象或是否有停药反应。

◎药物不良反应会影响患者的耐受性和依从性，在临床治疗中需给予极大的关注。临床上应对患者服药后的疗效及副作用进行评估，调整药物剂量，处理不良反应，甚至换药。

◎根据心理-社会-生物医学模式，心理应激因素在本病的发生发展中起重要作用，因此，在药物治疗基础上辅以心理治疗可望取得更佳效果。

◎积极治疗与抑郁共病的其他躯体疾病和物质依赖。

◎所有的抗抑郁药在停药时均应逐渐缓慢减量，不要骤停。因为如果在较长时间用药后突然停药，可能出现"撤药综合征"，表现为头晕、恶心、呕吐、乏力、激惹与睡眠障碍等症状。所有的抗抑郁药都可能诱发躁狂或快速循环，因此对于双相情感障碍的抑郁发作，抗抑郁药应与抗躁狂药联合使用。对双相快速循环患者禁止使用抗抑郁药，以免加重快速循环发作。

◎用药方式及剂型选择：大部分选用口服，每日一次或多次，少部分采用鼻饲、针剂等。

在选择抗抑郁药时，应该考虑以下几个方面：①既往用药史：如有效可用原药，除非有禁忌证。②药物遗传学：近亲用该药有效，则该患者用该药也可能有效。③可能的药物间相互作用：注意有无药效学或药代动力学方面的配伍禁忌。④患者的躯体状况和耐受性。⑤抑郁亚型：如非典型抑郁可选用 SSRI。

除此之外，抗抑郁药的选择主要是根据药物的不良反应特点，这就需要考虑药物本身所存在的导致不良反应的潜在危险性及其严重程度。

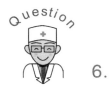

6.

抑郁症的药物治疗
如何分期 **?**

　　抑郁症具有高复发性，目前倡导对其进行全程治疗以防止复发。全程治疗分为急性期治疗、巩固期治疗和维持期治疗。

　　◎急性期治疗的目的是控制症状，尽量达到临床痊愈。药物治疗一般 2~4 周开始起效，若用药 6~8 周无效，则应改用同类另一种药物或另一类作用机制不同的药物。

　　◎巩固期治疗的目的是防止症状复燃。复燃是指急性治疗后症状部分缓解，因过早减药或停药而造成症状再次出现。巩固期患者病情不稳，复燃风险较大，需持续治疗至少 4 个月，用药剂量应与急性期治疗剂量相同。研究显示，在坚持治疗的患者中仍有 20% 的患者复燃。另有证据表明，在急性期治疗未完全缓解的患者与完全缓解的患者相比，其复燃的风险更高。与没有残留症状的患者相比，有残留症状的患者复燃、复发的风险增加，自杀企图增加，社会功能损害严重，病程呈慢性化，这类患者更有必要进行巩固期的治疗。

◎维持期治疗的目的是防止复发。目前有关维持期治疗的时间有多种意见：一般认为首次抑郁发作的维持期治疗应为 6～8 个月；出现 2 次以上的复发，尤其是青少年起病、伴有精神病性症状、病情严重、自杀风险大或有家族遗传史的患者，其维持期治疗时间至少应为 2 年；多次复发者主张进行长期维持治疗。一般以急性期治疗剂量作为维持期治疗的剂量，可以有效防止复发。新型抗抑郁药不良反应少、耐受性好且服用方便，适用于维持期治疗。维持期治疗结束、病情稳定后，可缓慢（数周）减药直至终止治疗，同时应密切监测复发的早期征象，一旦出现，应迅速恢复原有治疗剂量。

7.

抗抑郁药需要终身服用吗

　　抗抑郁药是不需要终身服药的，一般可在医生的指导下，根据个体情况的不同，在不同的时间内逐渐减药直至停药。

　　为了提高抑郁症患者的服药依从性，应该积极对患者及其家人进行健康教育，让他们了解抑郁症的特点和治疗方法，告知他们在日常用药时应该注意的事项，并给予患者心理辅导，消除他们的自卑心理，鼓励他们积极服药，为患者讲解成功康复的病例，让患者乐观面对生活。由于患者给家庭带来了负担，很多抑郁症患者会产生内疚心理，对此应该鼓舞患者乐观面对生活，让他们知道，只要自己坚持服药就会早日康复。同时在患者服药期间，应该告知患者服药的注意事项，消除他们的疑虑，让他们知道药物的安全性，进而提高患者的服药依从性，提高治疗效果。还要注意，服用抗抑郁药期间，应避免摄入过多的咖啡因，避免饮用浓茶，禁止饮酒。

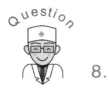

8.

抑郁症患者
应该如何停药

?

　　停药方式对抑郁症患者的治疗效果有很大的
影响，擅自停药、不合理停药均会严重影响患者
的病情。故应注意以下几点：①停药时要逐渐减
量，不可突然停止服药。②停药时要避开抑郁症
易复发的时节，例如春季。③停药时要避开可能
对患者心理刺激严重的大事，例如婚娶、亲人病
故、升学等。④停药必须遵医嘱，不可擅自停
药。⑤要依据患者实际病情及合并症制定有针对
性的停药方式。

　　抗抑郁药撤药综合征是一种临床常见现象，
其发生的危险因素包括药物种类、用药剂量、持
续用药时间、停药方式、药物半衰期，以及患者

的性别、年龄、心理和躯体素质等。其特征为突然停药后快速出现一项或多项以下症状：焦虑、哭泣、困倦、头痛、多梦、失眠、情绪不稳、肌阵挛、恶心和异常感觉等。抗抑郁药撤药综合征可引起跌倒、行走困难、驾驶功能损害等并发症，影响药物治疗的依从性，妨碍停药或造成误诊，导致不适当的治疗。

抗抑郁药撤药综合征通常发生于停药后的几天内，有时见于抗抑郁药减量时，发生于停药1周后者少见。其临床表现多种多样，但多数症状程度较轻，持续时间短暂，采用逐渐减量的方法可最大限度地减少撤药综合征的发生。

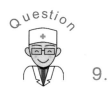

9.

服用抗抑郁药
有何不良反应 **?**

　　抗抑郁药是目前使用范围最广的精神药物之一，在欧洲国家和美国，服用抗抑郁药的患者占总人口的6%～10%。然而，抗抑郁药也可导致一系列不良反应，进而影响治疗依从性，甚至会出现严重不良反应或药源性疾病，这是由某种药物或数种药物之间相互作用而引起的与治疗作用无关的药物不良反应。

　　抗抑郁药在治疗过程中副作用的发生率高，为31%～60%，其受到病情等多因素的影响。超过80%的患者至少会出现一种不良反应，平均每例患者可出现四种不良反应，其中很多不良反应可对患者造成显著的困扰，甚至影响其日常功能。抗抑郁药的严重不良反应包括以下几种。

（1） 引起青少年自杀

抗抑郁药可引起患者产生自杀倾向的结论最早来自一家制药公司对已上市抗抑郁药安全性进行的荟萃分析。结果发现，与安慰药比较，抗抑郁药引起青少年自杀的概率明显增加。2004 年，美国食品药品管理局（FDA）首次对青少年使用抗抑郁药发出黑框警告。提示在青少年中使用 SSRI（选择性 5 - 羟色胺再摄取抑制药）及 SNRI（5 - 羟色胺和去甲肾上腺素再摄取抑制药）时应该引起高度关注。

（2） 引起 5 - 羟色胺综合征

5 - 羟色胺综合征又称为血清素综合征（SS），是伴随患者大量使用 5 - 羟色胺能抗抑郁药而逐渐出现的综合征。SS 发生率不高，但也时有发生。其主要表现为焦虑、激越，也可能有意识模糊，可以有自主神经症状，与血清素过度增加有关，严重情况可导致死亡。5 - 羟色胺能抗抑郁药与某些心境稳定药联合使用或在身体不适的情况下使用更容易出现 SS。

（3） 引起性功能障碍

抗抑郁药致性功能障碍是比较常见的副作用，也是患者相对关注度更高的副作用。抗抑郁药可导致性欲下降、性唤起困难、射精延迟、性感缺失及勃起功能障碍，该类不良反应发生率可高达 80%。相比于去甲肾上腺素能药物，服用 SSRI 的患者出现性功能障碍的可能性更大。

（4） 引起代谢综合征

服用抗抑郁药引起代谢综合征的发生率小于非典型抗精神病药物，但米氮平及有镇静作用的抗抑郁药可引起体重增加，血糖、血脂升高。抗抑郁药有增加代谢综合征的风险，其机制主要包括食欲改变、镇静、饮食结构变化等。其中帕罗西汀和米氮平对血糖、体重、脂质代谢有一定影响，与代谢综合征关系更为密切。

（5） 引起心血管不良反应

通常情况下，SSRI 对心血管的副作用轻微，与三环类抗抑郁药比较，其引起的各种心血管不良反应可忽略不计，很少有引起心电图异常的报道。因此，对于冠心病伴发焦虑抑郁障碍者，建议使用 SSRI，尤其推荐舍曲林。SSRI 中可增加心血管风险的是大剂量西酞普兰和艾司西酞普兰。

（6） 引起消化道不良反应

抗抑郁药消化道副作用的发生率＞10%，该类副作用属于常见的不良反应。患者在服用新型抗抑郁药不久出现恶心的发生率为25%。恶心更常见于服用文拉法辛及 SSRI 的患者，而服用安非他酮、米氮平及瑞波西汀则相对少见。大部分患者服药2~3周后症状即逐渐消失，但1/3 的患者这一症状可持续存在。分次服药、与食物同服或将大部分剂量安排在睡前服用有助于减轻这一症状，进食含姜的食物、服用雷尼替丁及奥美拉唑也有帮助。另外，在治疗方案中加入小剂量米氮平可能同样有效。约15%的患者在服药过程中可能出现腹泻。5%的患者可出现便秘，这些患者应加强身体锻炼，多饮水，多进食纤维素，必要时可使用泻药。

（7） 其他不良反应

包括抗抑郁药导致的转相、镇静、失眠、认知功能障碍等，有部分患者还有震颤及其他神经系统的表现。

Question

10.

抑郁症患者按医生的
处方自行买药吃行不行

　　抑郁症是一种高复发率的慢性精神疾病，常
常需要持续规则的药物治疗以防病情反复发作，
这就决定了抑郁症需要长期治疗。美国精神医学
学会（APA）将抑郁症的治疗分为4期：急性治
疗期、巩固治疗期、维持治疗期、撤药治疗期。
完成这个治疗周期一般需要1~2年，甚至更长。
但很多患者对复发性抑郁症的概念和知识不了
解，无要求治疗的迫切性，不了解积极治疗的好
处和不治疗的害处，甚至认为治疗无效而拒绝接
受治疗。显然，长期规律的治疗对患者和家人来
说是一个很大的挑战，所以医生才会一再强调患
者要定期复诊，而不是按医生的药方自行买药

吃，因为定期复诊有利于医生观察患者的症状变化，以及时调整用药方案。

使用抗抑郁药是临床控制抑郁症症状和预防其复发的主要手段。有学者认为，复发性抑郁症的治疗主要依靠长期药物治疗，抑郁症复发两次以上的患者需终生维持用药，而治疗依从性差恰恰是造成复发的主要原因。

治疗依从性是指患者对治疗行为遵从的程度，好的治疗依从性对患者的疗效是至关重要的。治疗依从性差主要表现在以下几个方面：

◎不参加已约定的门诊。

◎未按处方配药。

◎已配药但未服药。

◎未遵照处方的剂量或次数用药，用药目的错误或自行合用其他药物。

这些不配合医生治疗的行为往往导致以下结果：导致疾病治疗的时间无限期拉长，患者生活质量下降，严重者病情反复发作、恶化，甚至危及生命；疾病复发或恶化，患者可能要使用价格更贵、不良反应可能更多的药物进行治疗，导致医疗费用增加。

影响治疗依从性的因素主要有以下几个：

◎副作用：目前使用的抗抑郁药都有一些副作用，患者对不同类型药物的耐受性不同。

◎对疾病的认识：随着对精神疾病知识的宣传，越来越多的人能认识到抑郁症的危害性，但患者对"精神病"常有病耻感，影响其治疗依从性。病耻感是因患病而产生的一种心理不良反应，是患者内心的一种耻辱的体验，如觉得别人看不起自己。精神疾病往往会给患者带来社会成见、偏见、歧视、排斥和社会地位的丧失，其病耻感问题也一直存在。虽然抑郁症的病耻感在某些方面比其他精神疾病如精神分裂症的严重程度要低，但抑郁症的高患病率使其病耻感不容乐观，这已成为一个重要的公共卫生问题，在一定程度上影响了抑郁症治疗的结局。有的患者对抑郁症是慢性复发性疾病这个特点认识得不够充分，往往认为病已好没必要服药，或不知道正确的治疗方法、担心药物副作用，因此擅自停药，从而加重病情或导致复发，而复发的患者在病情稳定时按一般疾病的治疗模式，病愈就停药，治疗依从性差，由此造成恶性循环。

◎处方药物的次数及性状：治疗依从性与处方药物的数量、每天用药次数有关，药物的性状如形状、颜色、大小等亦可能影响依从性。有关研究发现，红色、橙色和黄色适用于激动性药物，而蓝色和绿色适用于镇静性药物。如果药物颜色与其认定的作用一致，患者的用药依从性就可能更好。

◎性别：有研究发现女性的不依从性高于男性，女性因不遵从医嘱服药而住院的频率比男性高。

◎年龄：一般老年患者因伴随疾病多、给药方案复杂，比年轻人更容易不依从。老年人的不依从也与病耻感及经济负担相关。

◎经济因素：患者对经济方面损失的考虑也影响其依从性。

要提高抑郁症患者的治疗依从性，使患者长期、定期、规律地去医院复诊，遵医嘱服药，需要对抑郁症患者进行全病程管理，向患者及其家人进行健康教育，普及抑郁症的诊治常识，包括药物的正确服用方法，纠正其病愈即中断治疗的错误行为，使患者形成坚持按医嘱服药的习惯。

Question

11.

哪些药物可能引起
抑郁体验

　　导致抑郁情绪或抑郁发作的危险因素有很
多，其中有一个因素就是药物。美国疾病控制和
预防中心的报告显示，大约一半的美国成年人使
用处方药。另一项新的研究显示，约有 37.2%
的美国成年人服用的常用处方药可能会引发抑郁
症状，甚至增加自杀风险，同时服用多种这类药
物还会提高这种风险。这些药物包括激素类避孕
药、调节血压和治疗心脏病的药物、用于治疗消
化道疾病的质子泵抑制剂和抗酸剂、止痛药等。
此外，研究还表明，即使是常用处方药，多重用
药也可能导致抑郁症。针对这种状况，研究人员
建议，一方面要加强药物间相互作用的研究，将

抑郁症视为一种潜在用药风险纳入研究范畴；另一方面也要严格执行安全用药制度，督促医护人员在指导患者用药时注意多重用药的风险。

由药物引发的抑郁症称为药源性抑郁症。药源性抑郁症多在用药数日至两年之内发生，且用药量越大，越容易出现抑郁发作，当用药量减少后，病情可逐渐缓解，但再次用药又可诱发抑郁。其典型表现是闷闷不乐、疲劳乏力、动力不足、坐卧不安、心神不宁、烦躁、缺乏自信心、睡眠障碍，严重者甚至有自杀倾向。常见的可诱发抑郁的药物有降压药、合成类固醇、皮质类固醇、洋地黄、抗帕金森病药物、抗精神病药物、抗癫痫药物、抗结核药物和抗肿瘤药物等。在常规治疗量下，这些药物即可导致部分患者出现抑郁或加重抑郁症状。停用中枢兴奋剂也可引起抑郁。当然，并非所有人服用上述药物都会诱发抑郁症，是否会诱发与患者的个体素质、有无精神病的家族史及用药量的多少、用药时间的长短等有关。因此，在服药期间出现抑郁症，或者使原有的抑郁症状加重，应当首先考虑药源性抑郁症的可能。

12.
抑郁症可以用中药治疗吗

中医对抑郁症的治疗可以追溯到《黄帝内经》，汉代医圣张仲景的医著《伤寒论》和《金匮要略》中记载了多种与抑郁症相似或相近的症状。近年来发现了许多有抗抑郁作用的天然药物。传统中药在治疗抑郁症方面的应用很多，不论是单味中药还是复方或是中药提取物，都有明显的治疗效果。用于抑郁症治疗的常用方剂包括解郁安神汤、开心散、黄连解毒汤、小补心汤、逍遥散等。

中医药防治抑郁症具有"多成分、多靶点"的综合调节作用，还可降低化学药单靶点引起的毒副作用。

13.

产后抑郁的中药治疗
效果如何

　　患有产后抑郁的妇女往往由于哺乳的需要，不愿意服用西药，因此可以采用中药治疗。

　　产后抑郁是妇女产褥期最常见的一种精神综合征，是以易激惹、焦虑、抑郁、恐惧、悲伤，甚至伤婴、自杀等一系列症状为特征的精神紊乱。我国中医文献《金匮要略》《普济方》《医宗金鉴》《傅青主女科》等均对产后抑郁的来源与病因进行了较详细的描述，并将其归于中医学"郁病""脏躁"等范畴内。

　　虽然现代研究表明产后抑郁的发生与产妇体内激素水平紊乱密切相关，但由于产后抑郁的病因仍不确切，且有多种危险因子干扰，因此采用单一的措施并不能进行有效预防和治疗。中药具有多靶点、多途径特征，中药治疗、中西医联合治疗、中医药联合心理治疗等多种方案均已经成功应用于临床，并取得显著的治疗效果。

可疏肝解郁、养血调经的逍遥丸单用或与四逆散联用，柴胡疏肝散和具益气养心作用的甘麦大枣汤联用均可治疗产后抑郁。

中西药联用不仅可以提高疗效，还可以降低西药的副作用。研究显示，盐酸文拉法辛联合调血解郁汤治疗产后抑郁比单用盐酸文拉法辛有更好的效果和更少的副作用。乌灵胶囊和舍曲林联用能加强舍曲林改善患者激素水平和神经递质含量的作用。

社会心理因素对产后抑郁的发生发展具有重要影响。心理疏导辅助中医药治疗产后抑郁往往能起到事半功倍的效果。有研究采用疏肝解郁汤联合社区心理干预，以及益气养血安神方联合耳穴治疗产后抑郁，发现能够提高总有效率，且能够显著降低不良反应发生率。

女性体内激素水平的紊乱及5-羟色胺水平的降低是产后抑郁发生的生物学基础，多项研究表明，抗产后抑郁中药均能够通过改善患者体内激素水平、纠正激素平衡紊乱来发挥治疗作用。

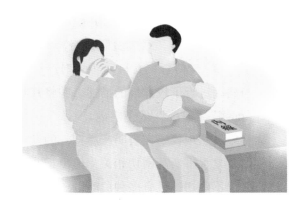

第三部分

抑郁症的

物理

治疗

Question

1.

物理治疗是什么?
物理治疗有哪些种类

物理治疗是指应用自然界和人工的物理能量防治病残的方法。它使用包括声、光、冷、热、电、力（运动和压力）等物理因子进行治疗，针对人体局部或全身性的功能障碍或病变，采用非侵入性、非药物性的治疗来恢复身体原有的生理功能。

物理治疗可以分为两大类：①一类是以功能训练和手法治疗为主要手段，称为运动治疗或运动疗法。运动治疗在恢复、重建功能中起着极其重要的作用，逐渐成为物理治疗的主体，其中包括关节活动技术、关节松动技术、肌肉牵伸技术、改善肌力与肌耐力技术、平衡与协调训练技术、步行训练、牵引技术、神经生理治疗技术、增强心肺功能技术等。②另一类是以各种物理因子（声、光、冷、热、电、磁、水等）为主要手段，称为理疗。理疗是应用天然或人工物理因子的物理能，通过神经、体液、内分泌等生理调节机制作用于人体，以达到预防和治疗疾病的方法，包括声疗（治疗性超声波，频率为45kHz到3MHz）、光疗（红外线光疗、紫外线光疗、低能量激光疗法）、水疗（对比浴、旋涡浴、水疗运动等）、电疗（直流电疗、低频电疗、中频电疗、高频电疗或透热疗法）、冷疗（冰敷、冰按摩等）、热疗（热敷、蜡疗、透热疗法等）、压力疗法等。例如用热水浴发汗，用冷水浴降温，用某些低中频电治疗急性扭挫伤，常能使患者立即感到舒服。

2.

物理治疗有什么作用?
对人体有没有危害

物理治疗有以下作用:

◎消炎:如对急性炎症可选用紫外线、微波、超短波疗法,对亚急性或慢性炎症可选用短波、红外线疗法。

◎镇痛:如磁疗、干扰电疗法、经皮神经电刺激疗法均有显著的镇痛作用。

◎镇静:如水疗、光疗、电睡眠疗法、空气负离子疗法等有镇静作用。

◎兴奋:如低频及中频电疗法可以治疗肌萎缩。

◎改善血液循环:水疗、直流电疗法、高频电疗法等都可引起人体组织充血反应。

◎调节大脑神经递质及自主神经功能：如电休克治疗、重复经颅磁刺激、脑电生物反馈等可以用来治疗抑郁症。

◎松解粘连及软化瘢痕：超声波、音频电疗法均有明显的松解粘连及软化瘢痕作用。

◎杀菌：紫外线疗法有杀菌作用。

◎治癌：高频电疗法、微波疗法、热疗等对治疗癌症有一定效果。

有一部分患者对物理治疗存在疑虑，担心会对自己的身体造成不好的影响，尤其是辐射方面的问题，其实大家的担心是多余的，物理治疗很少引起身体的不适反应，对人体基本上没有什么坏处，而且那些有辐射的物理治疗辐射量非常非常小，甚至比手机的辐射量还要小，达不到伤害人体的程度。物理治疗的好处是效果持久，反复多次的治疗可以产生治疗效果的叠加和积累作用。但并不是所有的人都可以进行物理治疗，有严重的心脏病、动脉硬化、出血倾向、恶病质者禁止进行物理治疗，可刺激肿瘤细胞生长的物理因素亦禁用。

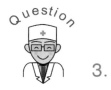

3.

抑郁症患者
可以行物理治疗吗

　　抑郁症的治疗主要是药物治疗，但抗抑郁药
主要存在两方面的问题：一方面是起效慢，有的
抗抑郁药需要 1 个月才能起作用，且维持时间
长，一般需要服用一年或者更长时间；另一方面
是复发率高。相比药物治疗，物理治疗的应用能
够弥补药物治疗的不足，为抑郁症的治疗提供更
多的选择。

　　物理治疗主要用于抑郁症患者药物治疗效果
欠佳时。目前，抑郁症的物理治疗主要包括改良
电抽搐（电休克）治疗、重复经颅磁刺激、深
部脑刺激、迷走神经刺激和经颅直流电刺激等。
有严重消极自杀企图的患者可采用改良电抽搐治

疗。改良电抽搐治疗后仍需用药物维持治疗。轻中度的抑郁发作可以采用重复经颅磁刺激治疗。目前有研究证明，物理治疗可以有效治疗和预防抑郁症的复发。

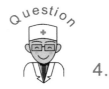

4.

抑郁症患者什么情况下
需要行电休克治疗？
电休克是怎么做的

　　一提到电休克治疗，大家头脑中可能就会浮
现出影视节目中经常出现的画面：用两根铁棒，
通上电，直接在患者身上实施放电，就像一种残
酷的惩罚性的治疗，只要患者不配合，就"电"
到他听话为止。其实这是对电休克治疗的误解和
偏见。

　　电休克治疗的英文缩写为 ECT，目前绝大多
数医院开展的是无抽搐电休克治疗，英文缩写为
MECT，又称改良电痉挛治疗、无痉挛电痉挛治
疗。无抽搐电休克治疗是在麻醉状态下给予患者
短暂适量的电流对其大脑进行刺激，使患者意识
丧失，以达到控制精神病状的一种治疗方法。

众所周知，重性抑郁症的自杀率在精神障碍中是比较高的，快速、有效地让患者从抑郁情绪中走出来是防止自杀的关键。无抽搐电休克治疗具有适应证范围广、安全性高、并发症少的特点，是精神科临床应用最常用、迅速、安全、有效的治疗方法。它的适应证是重度抑郁发作，有自杀行为，抗抑郁药治疗无效或不能耐受。它的优点是副作用小、安全，相对于药物或心理疏导治疗见效更快，对伴有自杀行为的患者更有效、更安全。

无抽搐电休克治疗一般为隔日 1 次，每周 3 次，急性期可每日 1 次，根据病情连续治疗 3~6 次后改为隔日 1 次。疗程视病情而定，一般为 6~12 次。患者在治疗前一天应清洗头发，以免油垢影响通电效果，治疗前 6 小时禁食，治疗前 4 小时禁水，以避免治疗时发生呕吐，导致吸入性肺炎；治疗前 30 分钟测量体温、脉搏、血压；治疗前一般停用系统治疗的精神药物 1 次。治疗当天患者不宜化妆，不要涂指甲油，不宜佩带项链戒指及其他饰品，衣服穿戴要宽松。治疗前排空大小便，取下活动性假牙、发卡及眼镜。治疗中患者需连接心电监控仪及血氧饱和度监测仪并建立静脉通路，治疗过程中患者要身体放松，在麻醉药推注时，可能会因刺激到局部血管而引起胀痛，若有不适，患者应及时告知医护人员。治疗后患者需在意识清醒后方可下床活动，如出现头痛、呕吐、大汗等应立即告知医护人员，个别患者会出现记忆暂忘，但可自行恢复。治疗结束后 1.5 小时方可进食。

无抽搐电休克治疗前医生应向患者或其家人解释说明治疗情况，取得其同意、合作，并签署知情同意书。应做详细的体格检查、必要的实验室检查和其他辅助检查，包括量体重、做心电图、做胸透、测血钾等。年老、体弱及以往有躯体疾患者检查应更详细。治疗前应用精神药物者，必须适当减量或停用，尤其对呼吸有抑制作用的药物（如利血平等）必须停用。如患者唾液多，或曾有治疗后呼吸恢复不畅者，可在治疗前 1 小时注射阿托品和洛贝林。

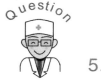

5.

无抽搐电休克治疗
有哪些不良反应

　　无抽搐电休克可以改善抑郁症患者的心理和
精神病性的症状，改善大脑对事物处理的速度，
从而使患者的思维速度变快，但是这种物理刺激
在患者的记忆力减退方面的不良反应不容忽视，
临床上较常见的不良反应有头痛、肌肉酸痛、恶
心、意识混乱、记忆困难等，其中头痛、肌肉酸
痛、恶心症状通常轻微，且能用药物预防或减
轻。意识混乱和记忆困难可见于治疗超过 1 个疗
程时，但治疗一结束症状即减轻，不会出现严重
的不良反应和恶性转归。没有证据显示无抽搐电
休克治疗会对大脑产生持久性的损害。

　　无抽搐电休克与传统的电休克疗法相比较，

因为使用了麻醉剂和肌肉放松剂，所以治疗时就像某些患者描述的那样："睡了一觉，好像什么也没有发生，就感觉大脑瞬间清醒了。"无抽搐电休克治疗在减轻患者接受治疗的恐惧感和紧张感的同时，还明显减少了关节脱臼、骨折、全身肌肉痛等不良反应。无抽搐电休克治疗不仅适用的范围广，且安全有效，不良反应少，经过该方法治疗的患者，大多数没有出现严重的并发症，患者在治疗的过程中没有恐惧和痛苦，感觉较良好。当然，虽然无抽搐电休克治疗的方法在一定的程度上比其他的治疗方法有效果，但它仍是一种辅助的治疗方法，还是要和药物治疗相结合，以药物治疗为主，才能更好地控制病情的发展。同时护理工作人员要与患者及其家人沟通，了解患者治疗后的心理反应，做好相应的心理护理和宣传教育工作，治疗前要做好充分的准备，治疗中要对患者进行严格的观察和监测，治疗后要继续进行监护，预防并发症的发生，这些是无抽搐电休克治疗得以顺利进行和产生效果的关键。

下面，举例说明无抽搐电休克治疗的应用：

穆女士，34岁，因"情绪低落6个月，加重伴不语、不动1周"入院，诊断为重性抑郁发作。患者入院后情绪低落明显，查体完全不配合，呈亚木僵状态。主要进行药物治疗，但需要2周左右的起效时间。为尽快改善病情，决定给患者进行无抽搐电休克治疗。起初治疗了2次，没什么明显效果，治疗3次后，患者除了近记忆暂时缺失外，竟能跟家人正常谈话，亚木僵状态也完全解除了。治疗6次后，患者的情绪已逐渐恢复正常，跟同病房的人都有说有笑的。但为了充分达到治疗效果，仍然按照预定方案对患者进行了8次治疗。患者出院后已如正常时一样谈笑风生了，只需坚持服药、坚持复诊即可。

6.

经颅磁刺激是什么？
对抑郁症有什么疗效

经颅磁刺激（TMS）是一种抑郁症无创治疗方法，在精神心理科经常使用，可以引起脑组织神经元电流的改变。经颅磁刺激是通过在接近头皮的位置使用有规律震荡的磁场来诱导出通过大脑的电流。其本质是通过电流产生的快速改变的电磁场，在脑内产生电刺激。

重复经颅磁刺激（rTMS）是在单脉冲经颅磁刺激基础上发展而来的重复性经颅磁刺激，通过改变刺激频率而达到兴奋或抑制局部大脑皮质功能的目的。刺激频率高于 1 赫兹者称为高频重复经颅磁刺激，可刺激皮层放电；刺激频率低于 1 赫兹者称为低频重复经颅磁刺激，可抑制皮层放电。

从 2006 年开始，国内的医疗机构如北京安定医院、北京大学第六医院相继启动了经颅磁刺激治疗。经颅磁刺激治疗抑郁症的推荐疗程是每次 20～40 分钟，每周 5 次，4～6 周为 1 个疗程。每个疗程患者接受的刺激总数在 3000～6000 次。在治疗过程中不需要麻醉，患者处于清醒状态，但是需要闭眼。总体来说，经颅磁刺激是安全的，没有明显的副作用。目前还没有发现该种治疗在神经学方面、认知方面及心血管方面的后遗症。

多年来反复的研究数据显示，前额叶经颅磁刺激治疗抑郁症疗效确切，其治疗效果与药物治疗效果相似，而且是一种局部的、没有副作用的治疗方法。对于早期的抑郁症患者经颅磁刺激治疗的疗效出现更快，费用也会更低，因此主张早期使用。对于治疗有效的患者应该在治疗停止后，口服抗抑郁药维持治疗，如果病情复发或者不能耐受药物治疗者可以再次接受经颅磁刺激治疗。

7.

重复经颅磁刺激
除了改善抑郁症患者的情绪外，
还可以改善哪些症状

经颅磁刺激在治疗抑郁症的同时，还可以改善患者的焦虑、睡眠等症状。重复经颅磁刺激可以暂时兴奋神经元，也可以抑制神经元，并且可以提高大脑特定通路神经的可塑性，协调大脑功能区域，调节脑内神经递质水平、脑血流速度等。

研究表明，重复经颅磁刺激可以明显改善抑郁症患者的临床症状和自杀风险，在治疗2周后抑郁症患者的睡眠及认知障碍可有明显变化，4周后患者的焦虑、躯体化、迟缓、绝望感、乐观态度也会明显改善。

睡眠障碍是抑郁症患者的最大困扰，也是临

床治疗的难题，抑郁症患者的睡眠障碍危险因素较多，对疾病结局有不良影响，多由于社会、心理因素诱发的大脑机能失调所致，重复经颅磁刺激能明显改善抑郁症患者的睡眠质量、缩短入睡时间、减少觉醒次数、提高睡眠效率。

认知障碍包括自罪感、自杀、激越、人格或现实解体、偏执症状和强迫症状等，研究发现重复经颅磁刺激在治疗 2 周后即可改善患者的认知障碍，4 周后效果更明显，患者自罪感明显减轻，自杀风险明显降低，激越、人格或现实解体、偏执症状及强迫症状也有不同程度的缓解。

重复经颅磁刺激及电休克也是治疗抑郁症自杀症状最好的工具，在安全性及有效性上，重复经颅磁刺激更胜于电休克。通过重复经颅磁刺激治疗，患者的焦虑、各种躯体化症状、食欲及抑郁情绪都会有明显好转，自卑感、自罪感、自责感、绝望感明显减轻，因此，可以明显降低患者自杀的风险，并恢复其一定的社会功能。

重复经颅磁刺激可以有效改善抑郁症患者的临床症状，并且降低抑郁症患者的自杀风险，对于降低抑郁症患者的自杀率，增加患者的依从性，提高患者后期治疗的有效率和预后有着重要意义。

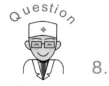

8.

深部脑刺激是什么？
哪些抑郁症患者可以做

深部脑刺激（deep brain stimulation，DBS）是通过立体定位的方法进行精确定位，在脑内特定的靶点植入刺激电极进行电刺激，从而达到治疗目的的一种方法。深部脑刺激具有微创、可调节、可逆及不良反应少等优点，已成为目前运动障碍疾病的主要治疗方法。同时，深部脑刺激对合并的焦虑、抑郁等精神症状也具有良好的缓解作用。在治疗时，医生会在患者的颅骨上钻孔并将电极永久性地植入患者大脑内。将电极埋置到位并固定于颅骨后，医生会在锁骨下方的皮肤内放置一个类似于心脏起搏器的脉冲发生器——这个由电池供能的脉冲发生器会以 130 次/秒的频率持续刺激目标区域。手术后，医生可通过手持无线遥控器对患者脑内的电极进行微调。

抑郁症的主要治疗方法为药物治疗和心理干预。然而，这些治疗对近30%的抑郁症无效，这部分抑郁症称为难治性抑郁症（treatment – resistant depression，TRD）。深部脑刺激可能是难治性抑郁症较为有效的治疗方法。

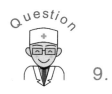

9.

深部脑刺激
治疗抑郁症的机制是什么

　　深部脑刺激治疗抑郁症的机制相对较复杂，主要是通过植入体内的脉冲发生器发放弱电脉冲，刺激脑内控制运动的相关神经部位，抑制异常的脑神经信号，从而消除抑郁症状，这可能是通过调节某些大脑环路的神经传递而实现的。

　　研究表明，深部脑刺激可使 5 - 羟色胺水平升高，在 5 - 羟色胺耗竭后深部脑刺激的抗抑郁效应就难以发挥。同时，在抑郁症模型中，深部脑刺激可下调多巴胺及去甲肾上腺素水平。这提示上述神经递质水平改变是深部脑刺激治疗抑郁症的机制之一。

　　虽然深部脑刺激技术治疗难治性抑郁症有较

大进展，但这一技术仍然不够完善，如果停止电刺激，抑郁症状容易复发。且深部脑刺激属于侵入性的脑外科手术，存在一定的风险且易感染，未来需要对此方法进行改良。此外，深部脑刺激的成本和治疗费用较高也限制了它的应用。

Question

10.

迷走神经刺激是什么？
能治疗抑郁症吗

迷走神经是人体神经的一种，它支配颈部、胸腔内器官及腹腔内大部分脏器，可以调节循环、呼吸、消化三大系统。

迷走神经刺激，是指在迷走神经的顶部连接一个小型电子刺激器，该装置可间断地发射电流脉冲刺激迷走神经，迷走神经接收到传达过来的信息后，把信息传达到大脑里面一个专门处理该信息的区域（孤束核），信息在这个区域经处理后再传播到大脑不同区域，从而达到治疗抑郁症及癫痫等神经性疾病的目的。

迷走神经刺激治疗难治性抑郁症的疗效是可靠的，因此美国精神医学学会建议，在很多治疗手段都无效的情况下，可考虑使用迷走神经刺激。

迷走神经刺激分两种，一种是经手术植入电子刺激器的迷走神经刺激术，另一种是无创经耳甲表皮迷走神经刺激术。研究证明，两种方法治疗抑郁症均有效。但目前迷走神经刺激抗抑郁的机制尚不明确，可能是通过下面的几种机制治疗抑郁症的：

◎迷走神经刺激能够同时增强去甲肾上腺素和5－羟色胺的神经元活性，增加大脑部分区域去甲肾上腺素浓度，即迷走神经刺激可使大脑神经分泌更多的去甲肾上腺素及5－羟色胺。

◎迷走神经刺激可以提高海马体神经可塑性。海马是大脑中负责认知及情绪管理的重要结构，该机制可使大脑思考问题及处理情绪问题更容易。

◎迷走神经刺激能改变抑郁症患者的局部大脑供血，降低抑郁症患者脑血流代谢。降低代谢可使抑郁症患者的大脑得到休息，而改善血供则可使抑郁症患者大脑补充更多的营养物质。

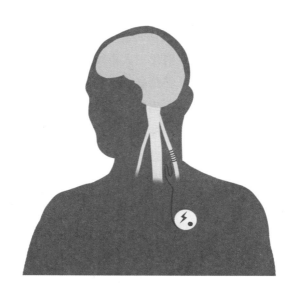

11.

经颅直流电刺激
治疗抑郁症的原理是什么 **?**

　　经颅直流电刺激（tDCS）是一种利用电流调节大脑神经细胞活动的技术。这里所使用的电流是恒定的低强度直流电（1~2毫安）。经颅直流电刺激是通过非侵入性的方法进行的。

　　那么，经颅直流电刺激是怎样进行的呢？就像我们平时所用的电池有正负极，经颅直流电刺激的设备也有阴阳两个电极。电流从阳极流动到阴极，一部分电流通过头皮，一部分通过大脑，大脑的细胞作为电流的导体，当电流通过时，可以调节大脑皮层兴奋性。这种设备发出的刺激分为阴极刺激和阳极刺激两种，可以分别使受刺激的神经细胞兴奋或者抑制。当刺激足够时间后停止刺激，这种兴奋或者抑制的效应会持续长达 1 个小时。

经颅直流电刺激是怎么对抑郁起效的呢？首先，我们应意识到，是大脑让我们感觉到了开心、难过、生气等情绪变化，产生抑郁情绪是因为大脑的功能出现了某方面的问题。因此，经颅直流电刺激的作用靶点是大脑的结构。研究发现，抑郁症患者产生抑郁情绪是大脑的结构——前额叶（位于大脑前面的区域），尤其是左右背外侧前额叶皮层在起重要作用。以上所说的大脑区域的左右两侧分别负责不同的情绪调节功能，其中右侧的大脑区域专门负责解决闷闷不乐、悲观绝望等负性情绪，左侧的大脑区域专门处理愉快的体验，并参与决策过程。抑郁症患者是上述脑区出现了功能问题。通过电流调节上述脑区的兴奋或者抑郁，即可调节其功能，治疗抑郁症。

另外，有科学家提出了经颅直流电刺激治疗抑郁症的另一种机制，即抑郁症的发生往往是因为患者的大脑细胞功能出现了问题，变得死气沉沉，而当直流电经过大脑细胞时，大脑细胞可恢复其可塑性，从而恢复功能，抑郁情绪可因此而得到纠正。

再者，经颅直流电刺激可能增加部分脑区的血供，也就是说使大脑部分区域的血流更丰富，营养更充足，从而改善这部分大脑区域的功能，治疗抑郁症。

12.

经颅微电流刺激
为什么对抑郁症有效

经颅微电流刺激（CES）与经颅直流电刺激的原理有相似之处，都是通过将电流应用于大脑，从而达到治疗疾病的目的。但也有不同之处，经颅微电流刺激是通过一种特定的低强度微量电流刺激大脑，改变患者大脑异常的脑电波，促使大脑分泌一系列化学物质，以此实现对抑郁症的治疗。

在经颅微电流刺激治疗过程中，患者会体验到一种令人愉悦的感觉，他们报告说，感觉自己的身体"变轻"，思路清晰，更有创造性，这种放松舒适的状态在医学被称为"阿尔法状态"。

经颅微电流刺激治疗抑郁症的确切机制尚不

清楚，可能是通过传递特殊波形，直接刺激主管心理及情绪活动的大脑结构，产生以下作用：

◎促使大脑分泌释放能够调节个体情绪与认知的化学物质，如内源性吗啡肽（具有镇静和产生欣快感的效果，可使个体的免疫系统得以强化）、乙酰胆碱（或提高信息传递速度，增强大脑记忆能力，全面改善脑功能）、5－羟色胺（在脑内可参与多种生理功能及病理状态的调节）等。

◎影响和改善异常的脑电波，使之从不正常的状态回归到正常的状态。其中一种脑电波 α 波的出现代表此刻人体正处于放松的状态，经颅微电流刺激可以增加 α 波的功率，使人放松；另一种脑电波 δ 波的出现代表此刻大脑已经很疲劳了，而颅微电流刺激可以降低其功率，从而降低大脑的疲劳程度。

◎迅速降低使人产生焦虑、抑郁情绪的激素。

◎迅速改善生理信号，如心率、血压、肌肉紧张度、皮电、皮温，从而有效控制紧张、焦虑、抑郁，调节情绪状态。这一特点使人不会对经颅微电流刺激上瘾，而是借此形成新的习惯。

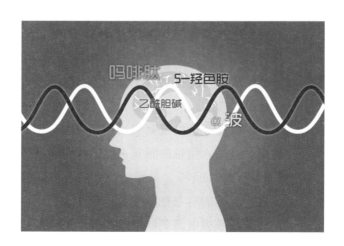

13.

脑电生物反馈
为什么对抑郁症有效

　　生物反馈治疗是从 20 世纪 20 年代监测到的
肌电活动开始的，就是将肌电活动、脑电波、心
率、血压等生物学信息进行处理，然后通过视觉
和听觉等人们可以认识的方式显示出来，使人们
能够有意识地控制自己的心理活动，以达到调整
机体功能、防病治病的目的。简单来说，就是用
仪器采集人身上的生物信号，人通过仪器可以听
到或者看到这些信息，随后仪器发出一些指令，
让人产生紧张或者放松的状态，这些状态的变化
引起的生物信号改变也可以被听到或者看到，患
者可以根据这些信号的变化有意识地控制自己的
心理活动，从而达到治病的目的。

生物反馈治疗已被证实能够有效改善生理心理功能，脑电生物反馈是最常用的生物反馈方法之一，也是临床上治疗抑郁症的一种辅助治疗方式，目的在于增加患者的 α 脑电波（大脑在放松状态下的脑电波）活动，减轻精神紧张。

脑电生物反馈治疗是应用操作性条件反射原理，让患者尝试控制情绪，并在仪器上观察到自己的脑电波变化，由此学会放松自己。同时训练和调整自己的生理和心理的变化，最终达到治疗和预防抑郁的目的。

通过脑电生物反馈治疗训练，患者可逐渐建立新的行为模式，实现有意识地控制机体活动，达到缓解情绪、改善睡眠、恢复健康的目的。

14.

针灸对抑郁症有效吗

针灸是我们比较熟悉的词语，是针法和灸法的总称，是一种"内病外治"的医术。中医理论里面，经络、腧穴是很重要的东西，它们与人体的功能及疾病有很大的关系，针灸是在经络、腧穴或其他部位上进行一定的操作来治疗疾病和预防保健的方法。

具体来说，针法是指在中医理论的指导下把针具（通常指毫针）按照一定的角度刺入患者体内，运用捻转与提插等针刺手法来对人体特定部位进行刺激从而达到治疗疾病的目的。刺入点一般是人体腧穴，也称穴位。根据最新针灸学教材统计，人体共有 361 个正经穴位。

灸法是以预制的灸炷或灸草在体表一定的部位上烧灼、熏熨，利用热的刺激来预防和治疗疾病。灸法通常用的是艾草，故而称为艾灸，另有隔药灸、柳条灸、灯心灸、桑枝灸等方法。如今人们生活中经常用到的是艾条灸。

中医认为，抑郁症是由于情志失调，使心情压抑、久不得舒，造成气机紊乱、脑失所控而发病，在此基础上兼及心、肝、脾、肾诸脏。调神理气是针灸治疗本病的根本原则。抑郁症主要表现为精神状态的异常，使患者的精神状态恢复正常是临床要解决的根本问题。研究发现，电针百会、足三里穴可调整中枢及外周单胺类递质5-羟色胺受体的数量及结合活性，进而调节5-羟色胺，有效治疗抑郁。电针三阴交、百会穴可降低抑郁动物血浆皮质醇促肾上腺皮质激素的含量，对下丘脑-垂体-肾上腺轴（HPA轴，即调节内分泌的一个比较复杂的链条）具有良性双向调节作用。综上所述，针灸确能从神经生化机制、内分泌机制来调整抑郁症患者大脑功能的缺陷，使其得到改善或趋于正常。

因此，针灸作为一种治疗手段，可以兴奋机体低下的功能状态，使其恢复至正常，从而有效治疗抑郁症。

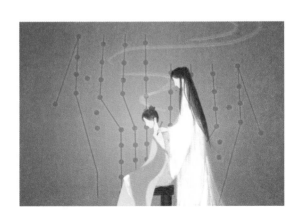

Question

15.

还有哪些物理治疗方法
可用于抑郁症

?

（1） 光疗

　　光疗，就是指利用人工光源（如灯光）或
自然光源（如阳光）防治疾病的方法。光疗主
要有紫外线疗法、可见光疗法、红外线疗法和激
光疗法。

　　光疗最初是针对季节性抑郁（又称季节性
情感障碍、季节性情感失调，每年同一时间发
作，常为秋末冬初开始，春末夏初结束）的研
究而发明的非药物治疗手段，但随后有学者开始
把光疗应用于非季节性抑郁的治疗中。

　　光照时间的长短会影响人的心情，一年之

中，日照短的冬季抑郁症患者数明显高于夏季，在北欧、加拿大等高纬度地区，这种表现最为明显。光一方面通过光线的眼－脑激素调节通路，刺激神经递质的释放，刺激相关激素的分泌，调节神经免疫系统，另一方面则可以通过皮肤直接与淋巴细胞相互作用进而调节人体免疫功能。在进行光疗的同时，还应当配合抗抑郁药进行药物治疗。户外长途散步或者通过窗户阳光照射也有作用，可以在白天的时候充分利用上班和散步的时间进行日光浴，并同时养成规律生活的习惯。

光疗具备有效、方便、安全、副作用轻微等优点，已成为季节性抑郁的主要治疗手段。

（2） 完全或部分睡眠剥夺 （觉醒疗法）

完全睡眠剥夺通过让抑郁症的患者整夜不眠并持续到次日，能够对 60% 的患者产生迅速的抗抑郁作用。部分睡眠剥夺则是让患者在凌晨 1—2 点间醒来，并保持觉醒至少到当日晚上 8 点。部分睡眠剥夺和完全睡眠剥夺一样迅速、有效，而且更容易被患者接受。

（3） 体育锻炼

相关研究显示，体育锻炼能够使抑郁症患者更好地应对抑郁情绪，提升生活动力。体育锻炼可增加人体内与改善心境有关的化学物质，从而减少抑郁带来的不良影响。抑郁症患者可以将锻炼任务分解在一天中的各个零碎时间，每日的锻炼内容可以包括：走路 10 分钟；拉伸、听音乐、跳舞 10 分钟；做 5 种不同的运动，每种 2 分钟。通过制定这种现实可行的锻炼目标，可使抑郁症患者更好地完成锻炼任务。

16.

物理治疗与药物治疗
在抑郁症治疗中的地位是怎样的 **?**

      药物治疗是抑郁症的传统治疗手段，而且是
目前治疗抑郁症的最主要手段。药物治疗的特点
是起效相对较快，针对性强，疗效比较确定，适
合中度、重性抑郁症患者。抗抑郁药能有效解除
抑郁心境及伴随的焦虑、紧张和躯体症状，具有
较高的治疗有效率。抑郁症药物治疗成功的关键
除了正确诊断之外，还需要合理选择药物、疗程
和剂量等，需要综合考察，综合判断，不断进行
新的研究。

      目前常用的抗抑郁药普遍存在的缺点是起效
慢（大约需经过 2 周左右时间才起效），这就使
抑郁症治疗初期的自杀问题成为治疗的盲区，如

果误以为药物治疗开始了就会有效，就会对自杀问题放松警惕。且药物治疗存在的不良反应，也在一定程度上影响了治疗的依从性，增加了复发的可能。总的来说，药物治疗存在 3 个不可避免的问题：

◎相当一部分患者不接受药物治疗。

◎20%～30% 的患者抗抑郁药治疗疗效不佳。

◎常用抗抑郁药起效慢，普遍存在不良反应。

抑郁症的治疗目前主要依赖药物治疗和心理治疗，但大约 20% 的患者在长期随访中显示疗效不佳。物理治疗作为一种辅助的治疗手段，补充了药物治疗的不足，是抑郁症综合治疗的手段之一，有些情况下，物理治疗是最优先考虑的方法，如：严重自杀危险的患者，改良电痉挛治疗是首选；孕妇、哺乳期妇女，经颅磁刺激可首选。一些对药物有抵触的患者，物理治疗有意想不到的效果。但必须强调药物治疗仍是通常情况下首选的治疗方法。

目前，抑郁症的治疗模式正从单纯依靠药物控制症状逐渐向综合性、个体化的治疗模式转变，而以心理治疗、中医学和物理治疗等为核心的辅助治疗手段也在不断发展，有利于更全面地改善抑郁症患者的症状和恢复其社会功能。

第四部分

抑郁症的

心理

治疗

抑郁症的心理动力学治疗

　　心理动力学认为，在意识层面之下，有着如同海底冰山一样巨大的无意识。这些无意识的心理活动会影响有意识的思想、情感和行为。

　　心理动力学治疗就是通过谈话，帮助我们更好地了解我们内心是如何工作的，或者是从中获得一些实用的策略和支持，进而改变我们惯有的思维和行为方式。

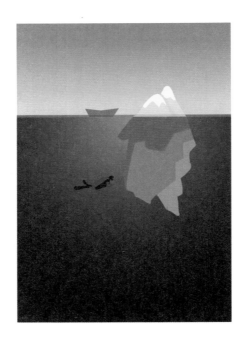

1.

心理动力学治疗怎么做

　　心理动力学治疗是对无意识进行工作的一种心理治疗方法。无意识是指在通常情况下不会被意识层面觉察的本能、欲望和想法。这些本能、欲望和想法往往不被社会道德所允许，因此，被我们压抑在心灵深处，无法被我们的意识觉察。但这些本能、欲望和想法并没有消失，而是以无意识的状态在积极地活动着。这些无意识的活动，往往会和我们的意识形成冲突，继而造成心理问题甚至心理疾病。

　　从许多方面来看，心理动力学治疗师就像是修理家中墙面漏水的修理工。当你看到家里的墙面被水浸透时，很可能找不到漏水的源头，也没办法阻止水对墙面的浸透。修理工会使用专业的工具敲开墙面，帮你找到漏水的源头，并能修复墙面。心理动力学治疗师也是如此，他们利用专业的技巧，探寻和修补潜藏在意识表面下的东西。

大多数时候，心理动力学治疗师会利用心理治疗的技术，帮助我们意识到是什么东西潜藏在我们的无意识之中，这被称为"揭露"——弗洛伊德称之为"使无意识有意识化"。揭露的内容多为内在的思想和情感，这些内容常常不被我们察觉，但却实实在在地影响着我们的情绪、人际关系及行为。

揭露法对于抑郁的治疗，具有以下三个意义。

（1） 挑破脓包

心理动力学认为，无意识中不被满足的冲动和情感是导致心理问题的重要原因，因此，释放这些内容能起到疏导的作用。这就像埋在皮肤下的脓包，不处理的话会引起疼痛，因此需要将之挑破。把埋藏着的无意识的情感释放出来，这通常称之为"发泄"，是心理动力学治疗中的重要概念。

（2） 阻止负性情绪的蔓延

假如不把无意识当中的需求通过心理动力学治疗的技术引导到意识层面，其中的负性情绪就会在无意识层面蔓延，逐渐变得庞大且不可控。或许我们都曾经体验过，当我们把内心的秘密和别人分享时，我们的心情就会变好。因此，深入的谈话能帮助我们消灭内心阴影处的负面情绪。

（3）更好地了解自己

如果我们的思维、情感及行为受无意识支配，就会常常感觉到现实生活给我们带来的巨大的冲突，继而出现各种不良的情绪体验。因此，觉察自己无意识的力量有助于我们更多地了解自己，能使我们更清晰地觉察我们适应社会的方式，更好地看待自己和他人。这对我们的生活会有极大的帮助。

举例说明：

A 女士 35 岁，已婚，公司职员。因不开心、烦躁、失眠一个月前来就诊。A 女士和丈夫关系非常好，有许多好朋友，对自己的职业生涯也很满意。在过去的日子里，她尝试用写日记、烹饪和运动来对抗她的不良情绪。她抱怨说自己失眠了，因为她被妹妹惹恼并发生了激烈的争吵。A 女士说，事情始于一个月前，妹妹即将大学毕业时，她被妹妹的敌对行为弄得一头雾水。她又

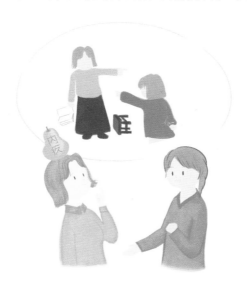

进一步解释说,虽然妹妹想当一名投资顾问,但没有找到这样的职位。所以妹妹现在在从事别的工作,然后在等待机会跳槽。A女士说,她非常同情妹妹的遭遇,可她完全不明白为什么妹妹会对自己充满了敌意。当治疗师问起她们的早期关系时发现,A女士曾经读书成绩非常优秀,而她妹妹一直对自己的学业非常不满意。假设妹妹对A女士的敌意来源于嫉妒,则可能A女士并没有意识到自己无意识的内疚。此时,帮助A女士觉察自己无意识的内疚并将它揭露出来是有帮助的。使用揭露法的技术,帮助A女士与自己的内疚情绪进行斗争,她就能认识到妹妹的敌意和嫉妒。有意识化可以帮助她明白她们近期关系的问题所在并解决她的情绪困扰。

2.

心理动力学治疗除了揭露法，
还有别的方法吗

　　有时候，让患者了解无意识的内容并不能起
到什么效果。通常，当无意识的内容可能具有潜
在破坏性时，可选择另一种方法，即不通过揭露
思想和情感但却使无意识支持心理活动，这称为
支持法。

　　使用支持法对患者进行治疗，能支持患者原
本薄弱的自我功能，通过强化自我功能来起治疗
作用。什么是自我功能呢？心理学上将人的心理
分成三个基本成分：本我、自我和超我。它们并
不是真实的解剖结构，而是对心理功能的一种最
佳归类。本我由愿望和需求组成，超我由意识和
个人理想组成，而自我管理着人的内在心理活动

与外部世界的关系。自我有许多重要的功能，例如控制冲动、管理内在和外在的刺激、承受焦虑和强烈的情感及启动防御机制。如果这些自我功能衰弱了，那么人就可能在各方面遭受痛苦的侵袭。自我功能既有可能逐渐衰弱，也有可能随着时断时续的压力、创伤或身体疾病而忽强忽弱。有的患者整个自我功能都有问题，而有的患者则只是其中一两个方面出现问题。

心理动力学治疗可以通过支持薄弱的自我功能来帮助患者。支持法治疗实施起来可以是外显性的，例如学会新的方式来处理强烈的情感；也可以是内隐性的，例如进行一次单独面谈，通过讨论对治疗师的情感来减轻患者的焦虑。支持法治疗作用原理显示，患者不仅可以在自我功能薄弱的时候从治疗师那里借来自我功能，获得暂时的收益，而且能内化这些新的思维和行为方式，在更为持久的基石上稳固自我功能。

下面的例子，能帮助我们去了解支持法：

B 女士，32 岁，独身，频繁换工作，经常因为压力而暴饮暴食和催吐。她抱怨说自己失眠了，因为她被妹妹惹恼并发生了激烈的争吵。她说她们的妈妈最近生病了，B 女士肩负起所有照顾妈妈的责任，而妹妹"只是待在自己的家里和其他家庭主妇混在一起，每天自由自在"。B 女士认为，嫁给富商的妹妹是一个"肤浅又追求物质享受的人"，而且"就算给我钱，我也不想过那样的生活"。她说她对妹妹没能为她们的妈妈付出更多而感到生气，也正是这些怒火让她整夜无法入睡。假设 B 女士的愤怒是来源于对妹妹的嫉妒，但是让她了解这些使她失眠的原因对她而言并没有什么帮助。因此，需要支持 B 女士，对她为照顾生病的妈妈所做的大量努力表示理解和赞赏，同时建议她利用她妈妈的医疗保险来寻求一些针对老年人的护理方面的帮助。当 B

女士感到这些方法有效果时，她就能放松下来，失眠自然也就解决了，而她也就能够更好地理解自己目前的处境。

事实上，揭露和支持并不是两种完全独立的治疗方法，而是可用于所有心理动力学治疗的两种可选技术。两者的搭配应根据患者的不同、时间的不同而不同。

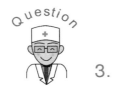

Question

3.

什么样的患者
适合做心理动力学治疗 **?**

评估一个患者是否合适做心理动力学治疗，
需要注意以下问题。

（1）按疾病标准进行诊断

诊断是第一件要做的事情。诊断会帮助治疗
师决定是进行心理动力学治疗还是进行别的治
疗。这要由治疗师和患者共同商量决定。

（2）评估自我功能

评估患者的自我功能也是做出治疗决定的关
键。治疗师必须知道患者是否能够在治疗中建立
关系、承受强烈的情感和焦虑、准确地认识现

实、控制冲动和延迟满足。另外还要对超我功能进行评价。如果需要进行心理动力学治疗，那么对自我功能的评估可以帮助治疗师选择是以揭露法为主还是以支持法为主。

（3） 评估心理觉察能力

有的人能觉察到他们的心理受到无意识因素的影响，有的人却不能觉察到。评估患者看待他们心理功能的方式对于判断使用哪种心理治疗方法最合适非常关键。

举个例子：

一个34岁的男人在与女人交往方面存在困难。在评估过程中，他吐露出他的父母在他8岁的时候离婚了。在针对这一问题进行深入讨论后，治疗师询问患者是否认为父母的事影响了他自己的成人关系。

有心理觉察能力的人可能会这样说："哦，是的，我也一直这样认为，不过我不知道该怎么做。"或者说："呃，我从没把这两件事联想到一起，但是这样想好像有点意思。"又或者说："在别人身上我觉得可能会是这样，但是我从没觉得自己也会这样。"揭露技术可能会帮助这样的人进一步认识到，他对父母关系的感受影响了自己的人际交往能力。

没有心理觉察能力的人可能会说："为什么他们的问题会影响我？我只是没有遇到适合的女人。"或者说："他们只是关系破裂了，我不认为这与我现在的处境有关。"自我支持技术可以帮助这样的人认清他所面临的困境，并学会以新方法对待他人。

在评估中，判断心理觉察能力的强弱对于决定使用哪种类型的治疗是非常重要的。

（4）评估自我反思能力

人们为了审视自己的行为、想法及人际关系，必须"退出"即刻的思想才可以。这种自我反思的能力也是评估阶段重要的考量对象。治疗师会向患者提出对自己和自己的行为进行客观思考的问题，以检验患者的自我反思能力。例如：

"你会如何向别人介绍你自己？"

"你认为你的爱人可能会如何形容你？"

"在你与他人交往的过程中，你认为什么事情是最容易或者是最困难的？"

如果患者的回答井井有条，那说明他的自我反思能力是没问题的。

举个例子：

C女士说她和丈夫吵架了。她说丈夫对自己很冷淡，比如她最近和朋友参加了一个业余的舞蹈表演，这对她来说是非常重要的，但是她的丈夫却没有来参加。当治疗师听到这个后，问她是否做了什么事情导致夫妻间出现隔阂："听起来你们夫妻之间确实出现了一些裂痕，他对你的冷淡和不支持让你感到非常苦恼。为了更好地理解你们之间的关系，你能否想一想，会不会是你做了什么事情造成了你们之间的问题？"

缺乏自我反思能力的人会说："不可能，都是他的错。他是个白痴。"

而稍有些自我反思能力的人可能会说："让我想一想……我猜想可能是因为有时候我太生气了，所以我就不理他，对他非常冷淡。这样也许让他对我更没有热情了。"

自我反思能力对于患者思考治疗与治疗师的关系是非常关键

的。在患者接受治疗建议时，这是一个重要的评估内容，因为对治疗关系的讨论是许多揭露技术的重要组成部分。

（5） 对患者的问题进行分级

像急诊室的分诊护士一样，治疗师不仅必须知道患者的问题是什么，而且要知道按照什么顺序处理这些问题。例如，一位患者可能有惊恐障碍，但是如果他还有自杀倾向，那么生命安全就必须放在优先的位置。一般来说，潜在的暴力问题（对自己或他人）位列于其他所有问题之上。了解对患者来说什么问题是最重要或者最紧迫的是极有必要的。

（6） 评估患者治疗的动机

假如治疗师认为心理动力学是治疗患者最恰当的方法，但患者本人有其他想法，那也会让治疗师无能为力。因此治疗师可能需要提出一些问题来评估患者对治疗的看法，如：

"你想象中的心理治疗是什么样的?"

"你觉得你应该多长时间来一次呢?"

"你感觉心理治疗对你有帮助了吗?"

（7） 评估患者的外在资源与社会背景

治疗师需要评估患者的外在资源和社会背景。例如，一位只在当前城市待一两个月的患者是无法接受长期的心理动力学治疗的，而家庭经济困难的患者也不适合进行长期的治疗。

4.

心理动力学治疗的
适应证是什么

心理动力学治疗特别适用于两大类问题：由无意识因素引起的临床表征和自我功能薄弱。

（1） 由无意识因素引起的临床表征

人际关系差、自我知觉歪曲及应激反应不当等问题毫无疑问是好多因素交织产生的结果，包括天生的气质特点、早期依恋的影响、创伤体验、心境和焦虑障碍及认知方面的优势和劣势。但是，当无意识成分被有意识觉察到后，有一些问题就会得到改善。基于这点，可以推导无意识的成分可能是因果关系中的因。

我们可以利用一种发展的模式来看待这种因

果关系。随着我们的发展成长，某些情感、愿望、幻想、恐惧和冲突会使我们面临无法承受的负面情绪威胁。于是，我们就将这些负面情绪排挤到意识之外，以此来保护自己，但是这样做是以无法继续健康发展为代价的。压抑的东西不同，个人发展受影响的程度也不同。下面有两个例子：

D 女士长期受到母亲的虐待。压抑对母亲的负面情感导致她在信任、自尊管理、依恋能力和其他许多重要功能的发展上统统出现问题。

E 先生有着爱他的父母，但是他总和弟弟争夺母亲的宠爱。压抑他对弟弟的攻击性，阻碍了他和同龄男生正常竞争的能力，也影响了他成年后职业生涯提升的某些方面。

由于受虐待的情况比较严重，所以 D 女士的压抑对她行为功能的影响比 E 先生所受的影响更大。

在评估患者时，治疗师会寻找由患者看到的问题或隐藏的无意识因素所导致的症状。根据与患者交谈所获得的线索，治疗师会觉察到患者当前的问题与其过去的压抑经验有关，这些经验造成了患者当前的痛苦。下面有一个例子：

F 先生 34 岁，非同性恋，他形容说自己每次要和女人开始认真交往时就变得焦虑异常。治疗师全面评估了他的自我功能，发现他出现了轻微的焦虑问题及心境障碍，但自我功能相对完好——他有很好的朋友，他很聪明，工作表现良好，也有很好的焦虑和情感承受能力。在治疗师和他深入交流后发现，他的父亲为了供养妻儿放弃了当作家的梦想。F 先生说他的父亲慢慢淡出了家庭，于是他的母亲就成了他全部的情感寄托。

在这个个案中，我们可以假设患者对男女长久关系的恐惧更多来自他对父母的想法、情感和幻想，而不是生活中现实的女性。揭露式心理动力学治疗能够帮助患者意识到这些，并且帮助他将自己的人生向前推进。

通常，下面几种情况标志着无意识因素在起作用：

第一，"我很迷茫……"

治疗师常常从患者的嘴里听到他们对生活的某些方面感到很迷茫，有的对职业生涯迷茫，有的对爱情关系迷茫——无论如何，他们都不知道下一步该怎么办。通常情况下，患者自认为事情停滞不前，但实际上没有那么糟。迷茫的感觉通常是由无意识的冲突所引起的。假如两匹马拉一辆车，一匹向东拉，一匹向西拉，那么即使马的力量很大，车也无法移动。这就是迷茫。拉车的可能还不止两匹马，可能有四匹、八匹。下面有一个例子：

G先生是一位30岁的作家，他说自己似乎无法动笔写第二部小说。他已经积攒了上百页的笔记，可是开始要写时却总是僵住。治疗师和他进行讨论时发现，他极度害怕自己的第二部小说得到不好的评价，生怕别人说他之前的成功只是侥幸。

G先生很迷茫，那只是因为在他的无意识中有两种相等且反方向的力存在。一个是继续写第二部小说的愿望，而另一个——也就是相反方向的力量——则是对于即将接受的审视感到恐惧和害羞。如果他不再写作了，他就不需要被评价了。如果能明白这一点，他就能解决这个冲突并将自己的人生向前推进。

第二，"我的生活很好，除了……"

特别常见的是，有的人职业道路平坦顺畅，有许多好朋友，但是在亲密的恋爱关系方面却总碰钉子。相对的，有的人在人际关系中如鱼得水，但是职业生涯方面却不尽如人意。这种表述通常是无意识暗中操控的良好线索。

第三，"我不知道我为什么总是……"

这种情况表现为有能力做出更好的选择的人持续做出欠佳的选择，这通常是无意识在作祟的标志。比如一位充满魅力和智慧的年轻女性，拥有亲密的同性朋友，却总是和已婚男人约会；或者是一位认真执着的年轻父亲，却总是面临商场上的绝境。这说明，无意识正在影响着他们，并表现出了某种症状。

（2）第二类问题——自我功能薄弱

这类问题可以是急性的（暂时的），也可以是慢性的。不论是急性的还是慢性的，有这类问题的患者都可以得益于以支持为主的心理动力学治疗。下面有一个例子：

H 先生是一位看似健康且适应性良好的 21 岁大四学生。在毕业前几个月，他说他刚刚被女朋友甩了，感到非常郁闷，万念俱灰，心神不宁，甚至想要自杀。他还面临着考试不及格的危险。他承认自己还狂喝酒，因为他找不到别的方法让自己镇静下来。他以前总认为自己是一个坚强的人，现在却为自己"全盘皆输"感到恐慌和羞耻。如果他能顺利毕业，他计划继续升学读研究生，但是他现在已经怀疑这是否是正确的选择了。他自己的梦想是学哲学，但是他的父母不顾他在当前专业中的成绩平平，也不顾他的个人兴趣，要求他继续学习目前的专业。

治疗师认为，除了失去女朋友产生的急性悲伤外，这个年轻人可能在无意识地"搬起石头砸自己的脚"，并以此来反抗父母的期望。支持性的治疗可以帮助他在更短的时间内（他即将面临毕业的危机）完善自我功能，帮助他更好地克服短期的抑郁。

自我功能良好，但是在应激条件下自我功能的某个方面暂时衰弱的人，例如新近确诊患有疾病、社会关系剧变或者生活中遇到危机的人，或者自我功能长期薄弱的人，例如缺乏心理觉察或求知欲、承受能力差、有人际关系问题、存在心境障碍或其他心理疾病的人，都适合进行支持性心理动力学治疗。

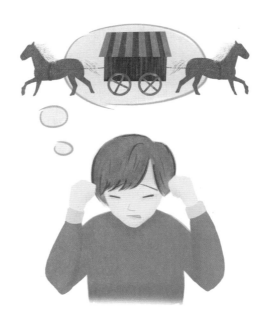

5.

做心理动力学治疗
需要注意什么 ?

心理动力学治疗具有某些局限性，比如重性抑郁的患者必须配合药物治疗，单用心理动力学治疗极可能耽误病情，甚至影响患者的生命安全。此外，对不合适、不具备治疗条件的患者盲目使用心理动力学治疗，会造成患者不适的治疗体验，甚至加重病情。

另外，心理动力学治疗会设置治疗框架，框架由具体的或者抽象的内容组成，包括且不限于角色、时间、环境、费用、联系信息、发生紧急事件时该怎么做、保密等。治疗框架决定了治疗师和患者的边界。超出边界的行为有可能是良性的，也有可能对患者造成伤害。因此，进行心理动力学治疗时应注意避免超出边界的可能对患者造成伤害的行为。

心理动力学治疗期间患者和治疗师每周至少需要进行一次面谈，每次面谈大概持续 50 分钟。个别的目标，例如缓解某个症状，或者解决某个特殊的情境，可以在几周或几个月内完成。如果目标非常明确，那么揭露法和支持法都可以用于短期治疗。而长期的心理动力学治疗可能持续数月或数年，通常可用于以下目标：

——本质特征改变：防御机制、自尊管理和人际关系的重大改变；

——持续支持自我功能。

在治疗中，患者可以根据自己的需要和治疗师探讨治疗的终结。

抑郁症与认知行为治疗

我们在生活中总会遇到一些困境，当人们处于困境及坏情绪之中时，不仅会感到痛苦无力，生活也会或多或少地受到影响，同时还会感到迷茫：我这是怎么了？我该怎么办？对于这些问题，可以通过认知行为治疗来解决。

认知行为治疗的核心基础是：①我们的情绪和行为受到认知的影响；②我们的行为能够强烈影响思维模式和情绪。也就是说，想要有效地处理我们的抑郁情绪，就要改变看待事物的方法，并采取行之有效的积极行动。

事实上，不管哪个时代哪种文化背景的人，都对培养积极的心态有着高度的认可，相信积极的心态能够帮助人们应对困境、产生更多的幸福感。一旦你开始更加理性地考虑某些事，你的情绪就会发生迅速而有效的转变。

有强烈意愿想要培养积极心态的人，都能从认知行为治疗中获益，它适用于所有被情绪问题、不良行为所困扰的人。而对于患有难治性抑郁症、双相情感障碍及精神分裂症等严重精神疾病的患者，在药物治疗的过程中，辅助进行认知行为治疗可以提高疗效。

Question

1.

坏心情从哪里来

马太太最近变得很沮丧，她感到自己对生活中的很多事情都力不从心，出门买菜不是忘记买酱油就是忘记带购物袋，而且难以决定每天的菜式，她觉得自己不像以前那么能干了，以前她能把整个家打理得井井有条，而现在丈夫和儿子对自己的抱怨越来越多，马太太感觉他们都不爱自己了，因为自己什么都做不好，也提不起劲做事，好像自己变成了一个负担。

小李因为自己长得丑而非常难过，小时候就常常被人取笑眼睛小、长得胖，初中时脸上长了青春痘之后他就变成了班里最不受欢迎的人，他总感觉自己融不进同学的圈子。想到自己长得丑，没有朋友，以后也不会有人爱自己，最终会孤独终老，小李就觉得未来没有任何希望，生活没有意义。

小王从小学习成绩优异，中小学阶段非常顺利，考上重点大学后由于无法适应学校生活和学习节奏，成绩下降。小王开始变得非常自卑，认为自己成绩差，一切都完了，别人看不起自己，而且还一直打不起精神，总想大哭一场。不能正常地学习，注意力不集中，很少与人交流，对任何事情都没有兴趣，极度痛苦。甚至连每天起床都很困难，只想躺在床上什么也不做。小王觉得自己的人生已经没有任何希望，活着没有一点价值了。

很多人相信他们的坏心情来自他们不能控制的因素。他们说："我找不到工作，没有公司愿意聘用我，亲戚和同学都看不起我，我怎么可能感到开心呢？"又或者说："我没有什么成就，事业不成功，恋爱也失败，我就是不如别人。"他们将自己抑郁的心情归咎于失败、挫折，或者小时候悲伤暗淡的经历，或者世界形势不好——经济危机、环境污染、治安威胁等。他们说，痛苦不可避免。

确实，人的心情无疑会受到外界事物、体内的化学成分或者过去伤痛经历的影响。但是，人的心情并不是不能被控制的。很多人都有过这样的体验：我很努力去控制自己的坏情绪，但它总是会出现。实际上，无数的研究和案例证明，人的情绪能够被控制和改善。

情绪是由我们对外界事物的思想和态度所决定的，而不是外界事物本身。例如，你和久未见面的朋友相聚，朋友主动支付了饭钱，你会怎么想呢？有的人会感到高兴，有的人会感到愤怒，有的人会感到羞愧。如何来解释这么多不同的反应呢？这是因为人们对"朋友为我支付了饭钱"有不同的思维方式。如果你感到开心，可能是因为你在想："朋友对于这次相聚很开心，他确实喜欢和我相处，他想表达他对我的热情。"如果你感到气愤，可能是因为你认为："朋友这样做是看不起我，他想要显示他的财富。"如果你感到羞愧，可能是由于你觉得："朋友是不是认为我过得不好？他担心我，想要照顾我。"不管你反应如何，外界事物——朋友的行为——都是相同的。你对这件事的感受全部来自你如何理解这件事。这就是所谓的思想造就了情绪。

在出现不好的事情时也是这样。假如你的同事批评了你，你会有什么反应？如果你对自己说都是你不好，都是你的错，你就会产生自责感。如果你认为批评是因为别人看不起你，你就会感到焦虑和担心。如果你认为都是别人的错，他们无权批评你，你就会感到气愤。在任何情况下，你的反应都取决于你对批评的感受，你传递给自己的信息对你的情绪有很大的影响。

如果你想从坏情绪中解脱出来，你必须首先认识到任何一种消极的感受都产生于一种消极的思想。因此，学会改变自己的思想就可以改变自己的感受。

下面的表格列出了思想与感受之间的联系。

表1 情绪与思想的关系

情绪	产生这种情绪的思想
忧郁、悲哀	与"失去"有关的思想，例如失去至亲、失恋、失业、失意、失败等
焦虑、恐慌	与危机相关的思想，你想到将会有可怕的事情发生。例如"万一家人出事了怎么办？""万一我在街上晕倒怎么办？"

情绪	产生这种情绪的思想
绝望、无助	你认为你的问题和困难只会无止境地持续下去，不会好转。例如"我的病是不会好转的""我的体重问题是无法改善的""我永远不会找到工作""我一生都找不到爱我的人"
内疚、羞耻	相信自己对他人造成伤害，或者未能达到自己的道德标准。内疚来源于自我批判，羞耻则是害怕别人发现的自己的错误而失去面子
自卑	常拿自己和别人比较，认为自己比不上别人，感觉自己没有别人那么有才华，那么吸引人，那么成功

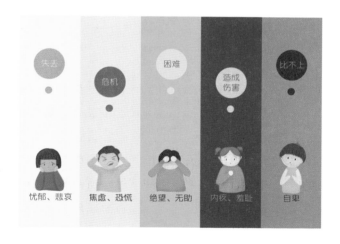

2.

怎样评估情绪

　　每个人都会有情绪低落、感到沮丧的时候，那我们如何知道这是属于正常的情绪状态，还是正在遭受抑郁症的困扰呢？我们可以通过情绪测量工具——贝克抑郁问卷（BDI）测试一下。

　　测试时请仔细阅读每一项，圈出最能反映你最近几天状况的项目。每一栏只能圈出一项。每一个问题都要回答。别管结果，这是迈向情绪改进的第一步。

表2　贝克抑郁问卷（BDI）

序号	项　目
1	0 我没觉得悲伤 1 我感到悲伤 2 我一直感到悲伤，没法儿摆脱这种感觉 3 我这么悲伤、不快乐，我都顶不住了
2	0 我对将来并不特别感到泄气 1 我对将来感到泄气 2 我感到没有盼头 3 我感到将来没有希望，情况也不可能改善
3	0 我不觉得自己是一个失败者 1 我觉得自己比一般人要失败 2 回首往事，我发现我的人生充满失败 3 我感觉我是一个彻底失败的人
4	0 我像过去一样对事情感到满意 1 我不像过去那样欣赏事物 2 我不再对事情真正感到满意 3 我对什么事情都不满意，甚至感到烦躁
5	0 我没觉得有什么特别的负罪感 1 好多时候我有一种负罪感 2 我大部分时间感到有一种负罪感 3 我一直有一种负罪感
6	0 我没有觉得我正受到惩罚 1 我感到自己或许受到了惩罚 2 我期望受到惩罚 3 我觉得自己正受到惩罚

序号	项　目
7	0 我不对自己感到失望 1 我对自己感到失望 2 我讨厌我自己 3 我恨我自己
8	0 我没觉得自己比其他人更糟 1 我因为自己的弱点和错误而对自己提出批评 2 我一直因为自己犯下的错误而责备自己 3 我为发生的所有坏事情而责备自己
9	0 我压根儿就没有想过要杀掉自己 1 我曾经想过要杀掉自己，但是没有实施 2 我愿意杀掉自己 3 只要一有机会我就杀掉自己
10	0 我不再像过去那样哭泣了 1 我现在比过去哭得要多 2 我现在总是哭 3 我过去还能哭，但是现在想哭也哭不出来了
11	0 我不再像过去那样容易被激怒了 1 我比过去稍稍容易被激怒 2 很多时候我很苦恼或恼怒 3 现在我一直感觉很恼怒
12	0 我一直没有对别人失去兴趣 1 我不像过去那样对别人有兴趣了 2 我对别人基本上失去了兴趣 3 我对别人完全失去了兴趣

序号	项　　目
13	0 我像过去那样做出决定 1 和过去比，我现在总是推迟做决定 2 和过去比，我现在做起决定来更加困难了 3 我不再能够做出决定
14	0 我没觉得自己比过去看起来更糟 1 我担心我看起来老了，不再吸引人了 2 我感到自己的形象老是在变化，已经变得不再吸引人了 3 我相信我很丑陋
15	0 我可以和过去一样工作得很好 1 我需要加倍努力才能够开始工作 2 我需要费很大的劲才能做成一件事 3 我什么工作也干不了了
16	0 我和过去一样能睡 1 我不像过去那样能睡 2 我比过去要早醒 1~2 个小时，而且很难再入睡 3 我比过去要早醒好几个小时，而且没法儿再入睡
17	0 我和过去一样不知疲倦 1 我比过去更容易疲劳 2 我几乎做任何事情都容易疲劳 3 我很疲劳，什么也做不了
18	0 我的胃口和过去一样好 1 我的胃口没有过去好 2 现在我的胃口更糟了 3 我一点胃口也没有

续上表

序号	项 目
19	0 最近，我的体重没有怎么减轻 1 我的体重已经减轻了五磅（约2.27千克）多了 2 我的体重已经减轻了十磅（约4.54千克）多了 3 我的体重已经减轻了十五磅（约6.80千克）多了
20	0 我和过去一样并不担心自己的健康 1 我为自己身体出现的问题感到担心，如腰酸背痛、胃痛、便秘 2 我很担心自己身体出现的问题，很难再想别的事了 3 我非常担心自己身体出现的问题，根本顾不上别的事了
21	0 我对性的兴趣依然不减 1 我不像过去那样对性那么有兴趣了 2 我现在对性很少有兴趣了 3 我对性完全失去了兴趣

答完测试题后，把21个问题中每一个所选选项前的数字加起来就是总分。总分越高，表明抑郁程度就越严重。如果经过几次测试（每周一次），总分都在17以上，那就需要专业治疗了。

表3 贝克抑郁问卷结果解释

总 分	抑郁程度
1~10	可以认为是正常的
11~16	轻度情绪紊乱
17~20	临床临界抑郁
21~30	中度抑郁

续上表

总　分	抑郁程度
31～40	严重抑郁
40 以上	极端抑郁

Question

3.

会导致抑郁的想法有哪些

　　我们知道，任何一种消极的感受都产生于一种消极的想法，这些想法会让人沉没在悲伤、忧郁、挫折甚至是绝望的情感之中，而看不到自己生活里客观存在的积极美好的事物。生活中常见的歪曲的想法如下表所示。

表4　歪曲的想法

歪曲的想法的 特点	歪曲的想法
以偏概全	因单一事件而做出广泛及概括的结论。例如一次恋爱失败或事业上受挫折就认定自己"总是被拒绝，从没有顺利过"
绝对化 （两极化）	倾向以两极化、极端化的方式来思考或评估事情，忽略事件的中间面。如一件事情不够完美，就认为它完全失败
夸大或缩小	倾向于夸大负面或缩小正面事情的重要性
个人化	在无根据的情况下倾向把外界事情联想到自己身上。比如当你的朋友心情不好了，你就认为是自己做错了什么导致的，而忽略了其他可能因素
妄下判断	指在没有充分事实根据的情况下草率地做出结论。比如揣测别人的心事，在未做任何调查的情况下就武断地认为别人对自己的反应是消极的。或者猜测事情会变得糟糕，如考试前对自己说"这回糟了，我要考不及格了"，或者对抑郁中的自己说"我不会好起来了"
选择性概括	忽略生活上的一些重要层面，抓住一个令人不愉快的细节问题纠缠不清。比如很多人对你的演讲做出了积极的评价，但是有一个人持有批评的意见，你一直因这个批评而闷闷不乐，忽略了所有好的评价

上述想法都有的一个共同特点，即它们是从歪曲的角度去看待身边的事物而产生的，是不符合逻辑的、与事实不符的、绝对的、固执的，更重要的是，这些想法除了让你陷在抑郁的泥沼里

以外，对你达成目标毫无帮助。我们要学会从更理性的角度去思考问题，让我们的想法合乎逻辑、吻合事实、能够协助目标达成。

表 5　理性想法与非理性想法之对比

理性想法	非理性想法
有弹性，能变通的	固执的，绝对的
合乎逻辑的	不合乎逻辑的
与事实吻合的	与事实不符的
能协助目标的达成	阻碍目标的达成

4.

怎么样找出不合理的想法

当患者觉得抑郁或烦躁时，也许会完全沉浸在这种令人痛苦的情绪之中，而忽略了为什么会这么痛苦。要想找到痛苦的真正原因，第一步就是要找出面对生活事件时的消极情绪，此时可以使用 ABC 情绪管理表，如表 6，以马太太为例。

表6　马太太的ABC情绪管理表

事　　件	自动化思维*	情　　绪
老师打电话给我说儿子在学校惹了麻烦	我没办法管教好儿子，我真是个糟糕的妈妈	沮丧，悲伤
我丈夫抱怨今天的菜不好吃	我是个失败的妻子，我什么都做不好	悲伤，焦虑
去超市买东西买少了一瓶酱油	我真笨，这么简单的事都做不好	失望，焦虑

*自动化思维：当人们面临一些情境时，有些想法总会自动地、迅速地流过我们的头脑，这些想法就是自动化思维，也叫自发性思想。

在这个例子中，马太太的自动化思维证明当她感到抑郁时，她的思想会整个被消极情绪所笼罩，她会觉得整个世界变得暗淡。更为不幸的是，她会开始相信事情事实上和她想象的一样糟糕，然而实际上她的表现要比她过分挑剔的自动化思维的评价要好得多。只是当人处在抑郁之中时，其所持有的想法在很大程度上是扭曲的、非理性的，或者根本就是错误的，这种扭曲的思想几乎是产生痛苦的唯一原因。

当你遇到一些事情时，可以问自己以下这几个问题，那些自动地、迅速地冒出来的答案就是你的自动化思维：

在我有这样的感受之前，我心里在想什么？

如果这些想法是真的，那说明我是什么样的人？

这对我、我的生活、我的未来有什么意义？

我在担心什么事？

如果这是真实的，那么可能发生的最坏的事是什么？

别人会对我有什么想法？

对其他人来说，这有什么意义？

在这情境里，我有什么样的印象或者记忆？

有一点要注意的是：在自动化思维一栏中，不要去描述你的情绪反应。你只需要简单地记下那些让你产生情绪的想法。比如说，假如你发现家里煤气用完了，不要写"真讨厌"，你要写上你看到煤气用完了时脑子里那一闪而过的想法，比如"我真蠢——我应该时刻记住煤气的使用进度"或"天呀，真不走运"，然后把相关的情绪记录在情绪栏里。

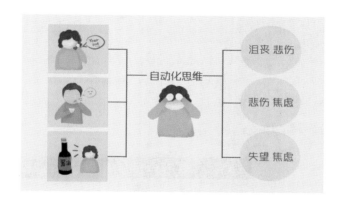

Question

5.

如何使用认知技术调整
或改变不合理的想法

（1） 与不合理的想法进行辩论

可以使用三栏对比法（表7），把自动化思维写在左边，用0（一点也不）到100（完全）之间的数字来评估你对这些想法的相信程度，并把这些数字写在括号里。然后找出这些想法属于哪一类或哪几类认知歪曲，写在中间一栏里。最后，在最右边"理性的反应"一栏中写出替代那些消极思想的想法，并同样用0～100之间的数字来表示这个想法的强烈程度。当你这么做完之后，再回头去看你的自动化思维，用0～100之间的数字重新评估此时此刻你对那些思想的相信程度，把数字写在自动化思维的后面。下面以马太太为例对这个方法进行说明。

表7　三栏对比法

自动化思维：写出你自动生成的消极思想，并评估你对该思想的相信程度（0～100）	认知歪曲：找出每一个自动生成思想的扭曲之处	理性的反应：用更为现实和理智的思想代替自动生成的消极思想，并重新评估你对该思想的相信程度（0～100）
我没办法管教好儿子，我真是个糟糕的妈妈	个人化	教育儿子不是我一个人的事情，爸爸、学校和儿子本人都需要对此负责任
我是个失败的妻子，我什么都做不好	过度概括	尽管我在一些事上做得没有那么好，但是人总有长处和短处，我还有很多其他擅长的事情。即使有一件事没做好，我也没有必要把自己贬低得一无是处
我真笨，这么简单的事都做不好	夸大	人不可能永远不犯错，一时的疏忽不能说明什么。我还有很多做得好的事情

有的人可能会很抗拒做这样的练习，他们会说"这样的练习太麻烦了，我知道要改变消极思想，我在头脑里思考就足够了"或者"我不需要这个，我要更直接的方法"。

事实上，当那些消极想法在头脑中闪现的时候，你会相信它们绝对真实。而一旦把这些想法写下来，你就会很容易识破其中的虚假。当你认识到它们的不真实和消极时，你就会感觉好多了。

（2） 为你的想法寻找证据

在你产生消极想法之后可以考虑一下："能够支持这些想法的证据是什么呢？能够反对这些想法的证据又是什么呢？"把所有的证据都分类记录下来，一旦你这样做了，你就会发现原先你相信的事实往往不是那么回事儿。

例如上面的例子，该如何寻找证据来回应"我是个失败的妻子，我什么都做不好"的想法呢？

你可以这样问自己："我真的什么都做不好吗？我擅长做什么、不擅长做什么？成功的妻子又该是什么样的呢？我哪些做到了哪些没做到？"如果批评中果然存在一些道理，那么就可以从中吸取教训，将重点放在具体的事情上，而不是把自己看作一个失败者。

又比如，一个年轻的女孩子因为自己长相不佳而消沉，她认为自己永远都找不到爱的人，别人也都不会喜欢她，那么她可以使用检查自动化思维证据工作表来分析自己的想法。

通过表 8 进行理性分析，这个女孩可以认识到长相并没有自己想象中的那么重要。虽然漂亮的人总是更容易结交异性朋友，但是出众的外表并不是维持关系的保障。缺乏自信才是她最主要的问题所在。一旦她接受了自己，她就会发现自己也有可爱的一面。事实上，她的朋友们都发现了她身上优秀的地方。

表8　检查自动化思维证据工作表

说明：列出一个消极或有问题的自动化思维，然后列出所有支持该自动化思维的证据（支持的证据）和否定该自动化思维的证据（反对的证据）。在发现支持的证据存在认知错误之后，把替代性的想法写出来	
自动化思维：我长得这么丑，没有人会喜欢我	
支持自动化思维的证据： ①小时候因为长得丑被同学欺负 ②同学们都取笑我的外貌	反对自动化思维的证据： ①我身边的同学说我善解人意、温柔，他们喜欢跟我说心事 ②我有一些关系好的朋友，他们是喜欢我的 ③很多情侣并不都长得好看，不好看的人也会被人喜欢
支持的证据的力度（0~100%）：30%	反对的证据的力度（0~100%）：70%
认知错误：妄下判断，以偏概全 替代性的想法：长相并不会决定人们对我的态度和感受，尽管我长得不够好看，但我仍然有吸引人的地方	

（3）利弊分析

利弊分析法是从动机出发而不是从事实出发来治疗消极情绪的方法。你可以试着问自己："如果相信这个消极想法，那它会带给我哪些帮助？又会带给我哪些伤害？"如果比较的结果是弊大于利，那就很容易克服这个消极的想法。

有一个男孩子，他总是无法顺利地和别人进行社交，即使是在饭堂偶遇班上的同学也能令他紧张万分。与此同时，他还一直承受着从小就产生的自卑感，这些都使他非常抑郁。他反复产生的一种消极想法是："我是一个有缺陷的人，身边的人都不喜欢我。"这种想法每天都会出现好多次，一旦涌上心头就会使他产生严重的自我厌恶。他始终相信自己是一个非常差劲的、令人讨厌的人。

他尝试用利弊分析表来处理自己的消极想法时，做了以下的记录：

表9　利弊分析表

我的消极想法：我是一个有缺陷的人，身边的人都不喜欢我	
这样想的好处	这样想的坏处
我不会因为别人批评或者远离我而生气	①我特别容易注意别人对我态度的好坏，不敢跟别人讲话 ②我放弃了很多学习和进步的机会，因为我不敢尝试 ③我会忽略掉在意我的人
调整过后的想法：尽管我有一些缺点，但是这并不会让所有人都讨厌我。我可以去克服这些缺点	

通过这样的分析，他意识到真正的问题并不是他有一些缺点，而是他的想法和行动出现了歪曲。事实上只要他愿意去改变，他就能够克服这些缺点。当他改变了想法，自信心也就能够回来了，抑郁的情绪就会大大减少，在接下来的时间里，他就可以尝试去和身边的人融洽相处，并且发现别人也似乎开始喜欢他了。

Question

6.

如何使用行动的方法
调整或改变情绪

人的感受不仅来源于所思所想，还会受到行动的影响（人不仅是思想者，同时还是行动者）。显然，如果你每天都躺在床上，你会更容易把自己看作失败者。如果你能够用有意义的行动来充实每天的时间，那么不管你多么难受，你都会认为自己是个有行动力的人。你完全能够通过改变你的行事方式实质性地改变你的感受方式。

抑郁症最毁灭性的一个方面就是会摧毁人的意志。由于缺乏强烈的动机，患者做任何事都感到困难，会强烈地暗示自己什么也不会做了。因为患者较少参加令人兴奋的活动或者较少采取有积极意义的行动，所以患者会更加感觉兴趣缺乏和无助，而且因为缺乏成果，患者更加憎恨自己，进一步把自己与快乐和成就隔绝，认为自己没有能力。

举个例子：小王一天的开始

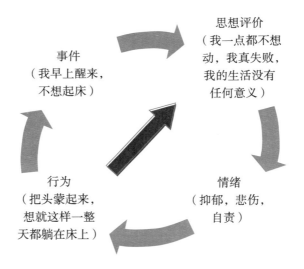

事件
（我早上醒来，
不想起床）

思想评价
（我一点都不想
动，我真失败，
我的生活没有
任何意义）

行为
（把头蒙起来，
想就这样一整
天都躺在床上）

情绪
（抑郁，悲伤，
自责）

小王躺在床上什么都不做和他的负面消极思维形成了一个封闭的恶性循环，其结果就是他的状态越来越糟糕。如果一个人在一段时间里把自己孤立起来，没有一切正常的活动和人际关系，那他肯定会陷入抑郁状态。

打破这个恶性循环的方法，就是选择哪怕一件有意义的活动。因为，如果你什么也不做，你就会满脑子都是消极的破坏性的想法。如果你做点什么，你就会暂时从自我贬低中脱离出来。更重要的是，"掌握自我"这种体验会证明许多的扭曲想法都是错误的，也可以在第一时间阻止你继续下滑。

摆脱无效行动、抑郁心境的方法唾手可得，只要你有心、有意志去改变自己的状况，只要你怀着自救的心理去行事，不管你具体做什么，很快就能看到进步。

重新唤起动机、找到有效行动的方法之一便是每周活动安排表法，见表10。

一天或半天结束后，你可以在表格里填写上你的活动内容，不必写得过细，寥寥数语就可以了，比如穿衣、吃午饭、看电视等，即便是在沙发上发呆，也要写下来。同时，给每项活动贴上标签，字母 M 表示掌握感，字母 P 表示愉快感。掌握感指的是完成这些活动的难易程度或者成就感。在每项活动后边写完 M 或 P 后，估计一下每项活动实际的快乐程度和难易程度，用 0 到 10 之间的数字表示出来。0 分表示没有任何掌握感或愉快感，10 分表示有最大限度的掌握感或愉快感。比如，可以给穿衣服这样特别容易的事情标为 M – 1，而 M – 8 或 M – 9 则表示事情非常难或非常具有挑战性，例如完成一份简历、出门见客户，然后同样地标出活动的掌握程度和快乐程度。

表10 每周活动安排表

指导语：写下你8:00—22:00每个小时的活动内容，然后采用0~10的评分，对掌握感（M）或者完成的程度及愉快感（P）或者享受程度做出评价

时间	周一	周二	周三	周四	周五	周六	周日
8:00	醒来洗漱 M-2, P-0	醒来躺在床上 M-1, P-0		醒来洗漱 M-2, P-1		醒来洗漱 M-2, P-1	
9:00	去散步 M-3, P-4		醒来洗漱 M-2, P-1	吃早餐 M-2, P-4		去散步 M-3, P-4	
10:00		起床洗漱 M-3, P-2		准备简历 M-8, P-2	醒来洗漱 M-2, P-2	吃早餐 M-2, P-4	醒来洗漱 M-2, P-1
11:00							
12:00	和父母吃午饭 M-4, P-2	自己做饭 M-5, P-5	和朋友出门吃饭 M-4, P-7	和父母吃午饭 M-3, P-2	看电影 M-3, P-5	自己做饭 M-5, P-6	
13:00	午睡 M-2, P-4	看电视 M-1, P-3	逛街 M-4, P-7	午睡 M-2, P-3		自己吃饭 M-4, P-3	
14:00	看书 M-4, P-4						去超市 M-4, P-6
15:00				看书 M-5, P-5	和朋友视频 M-3, P-6		

续上表

时间	周一	周二	周三	周四	周五	周六	周日
16:00	遛狗 M-4，P-5				遛狗 M-4，P-5	看书 M-4，P-4	和父母一起看电视 M-2，P-4
17:00		帮父母准备晚饭 M-3，P-2	和父母吃晚饭 M-2，P-4	遛狗 M-4，P-5			
18:00	和父母吃晚饭 M-2，P-4	和父母吃晚饭 M-2，P-4			和父母吃晚饭 M-2，P-4	看电视 M-2，P-3	和父母吃晚饭 M-2，P-5
19:00	和父母一起看电视 M-2，P-4	遛狗 M-4，P-6	打电话 M-8，P-5	和父母吃晚饭 M-2，P-4		和父母吃晚饭 M-2，P-4	
20:00	洗漱 M-2，P-2	看书 M-4，P-5			写日记 M-4，P-3		遛狗 M-2，P-5
21:00							写日记 M-5，P-4
22:00							

通过这个表格，你会更容易打断很多无休止的纠结，比如思考哪种活动有价值，或者犹豫是否应该做某件事情。因为你会从中发现哪些活动能够给你带来较好的掌握感和愉快感，接下来你就可以根据这个表格为自己安排一些有意义的活动。事实上，当你完成一天的活动回顾后，你会发现哪怕只是一些很简单的活动，也会让你感到满足，并帮助你与抑郁作斗争。

坚持做好自己的每日活动时间表，起码做上一周，你便能从行动记录和经验中获得巨大的收益。

当你安排每天的计划时，注意要使日程安排保持平衡，张弛有度，既要能够工作，又要有充分享受的休闲活动。如果你坚持规划自己的生活，你就会发现你的动力不断增强，你就会开始主宰你的生活。

以上调整情绪的方法都可以用来调整自动化思维，然后治疗负面情绪，这是非常灵活的，不要刻意地将具体的方法与具体的扭曲思想匹配。你可以充分发挥自己的创造力，尝试多种方法，直至找到能够证明自己的消极思想是不真实的方法为止。只要你坚持练习，渐渐地那些导致你抑郁的思想便会不再影响你，你会成功地克服抑郁，重新获得幸福和快乐！

抑郁症与沙盘游戏疗法

　　沙盘游戏疗法是表达性心理疗法中的一种。在治疗中，治疗师会在一旁陪伴，患者可以自行挑选柜子上各式各样的玩具放入装着沙子的特制沙盘中，以呈现自己的内心世界。对于被抑郁症状困扰，难以用言语表达内心的患者而言，沙盘游戏疗法十分适用。

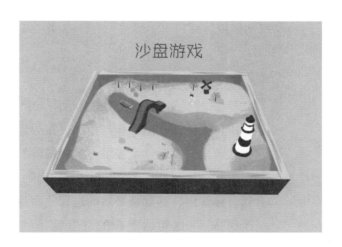

沙盘游戏

Question

1.

为什么沙盘游戏疗法 能够治疗抑郁症

　　33 岁的黄先生在母亲去世后陷入严重的抑郁当中，无法正常地工作与生活。在心理治疗过程中，黄先生提及母亲去世一事时眼眶发红。但每当治疗师询问其感受，黄先生都会说："人都会死，你知道，这都是必然的过程，而且，我是一个男人。"这句话潜在的意思就是"人都会死，所以母亲去世也是必然的，伤心没有必要，尤其我还是个男人，更不应该有情绪"，黄先生通过这种"想法"把所有感受都隔离了，所以他从来没有在他人面前表达过太多的悲伤。

　　其实不只是黄先生，在生活中，很多时候我们都会认为感受是无关紧要的，重要的是权威的

"正确思想"，我们的教育让我们更为关注事情应该做或不应该做，而并非感受本身。有感受甚至会成为一件"令人羞耻"的事情，比如，"爱哭的男人很懦弱，男人应该顶天立地"，"我是母亲，我不能在我的孩子面前示弱，我应该变得坚强"，等等。感受隔离实质上是对自身的不接纳。事实上，我们的负面感受并不会"自己消化"，如果得不到宣泄，久而久之就会"爆发"。

就像黄先生，慢慢地，他发现自己陷入了"莫名的低落"中，再也没有动力做任何事情。在家人的陪同下，他来到了心理科看医生，最后被确诊为重性抑郁症。因为黄先生不善于通过言语表达自己的感受，所以在心理治疗的过程中，治疗师尝试通过沙盘游戏引导黄先生表达。黄先生在沙盘里摆放了一个场景：一个女人正在送自己的孩子去学校。一开始，当治疗师引导黄先生感受沙盘时，黄先生否认有任何的情绪。在一阵沉默后，黄先生忽然开始流泪，并告诉治疗师：母亲离世前，黄先生每次离开家，母亲都会叮嘱他注意安全，然后一直站在门前目送他。而上一次回家，走的时候，门口空空荡荡的，再也没有了母亲的身影。黄先生说，现在回想起来，那一刻自己是那么想念母亲啊。这一次沙盘游戏后，黄先生开始能够在治疗中更多地表达自己内心的感受与情绪，而他"莫名的低落"也逐渐减少了。

每一个人内心都像有一个气球，当我们有负面感受时，就是往气球里面充气，而表达感受则是在给气球放气。人生的道路起起伏伏，我们必然会遇到各种不如意，产生负面感受无可避免。倘若我们拒绝承认与接纳负面感受，不进行宣泄，那么当气球难以承受时，就会爆炸。又因为我们的教育中并不鼓励感受的表达，所以很多人，尤其是抑郁症患者，都会习惯把情绪"藏起来"，不与任何人诉说，久而久之，通过言语表达感受便变得十分困难。此时，沙盘游戏疗法就成为了表达的桥梁。在沙盘游戏中，患者可以随心所欲地运用沙具摆放出自己的"沙世界"，以呈现内心所思所想。因为沙盘的摆放没有对错之分，我们可以放任何的东西，创造任何画面，不像我们的言语，经常会受到"应该/不应该"的想法的干扰，所以在沙盘中，我们可以更敏锐地觉察到自己的内心，体会真实的感受。

除此以外，抑郁症患者的想法往往比较消极，且伴有绝望感。因此，语言表达时常更为负面、偏激，但是在沙盘游戏疗法当中，患者的"沙世界"是其整个心灵世界的反映，其中必然隐藏了患者内心自愈的能量，也即沙盘中的积极部分，而这些部分正是在现实生活中被患者忽略的。

同样被确诊为抑郁症，小张自觉生活无望，悲观失意，在家人劝说下才愿意来做心理治疗。治疗师在与之进行交谈时发现，小张对自己、对未来的看法都非常消极，要找到其改变的动力十分困难。于是，治疗师引导小张进行沙盘游戏疗法。在第一次摆放的沙盘中，小张用到的沙具并不多：一条细细的溪流，旁边摆放了几块石头，还有几棵树，树下有一个圆形的坟墓，前面立着墓碑，小张说，坟墓中睡着死去的人，就像现在的他一样，没有任何的感受，对未来也没有期许。治疗师询问小张沙盘中哪个部分最吸引她，小张想了一下，说坟墓朝着河边的方向，她能看到溪流及溪边的石头。这些石头让小张回忆起小时候，家旁边就有一条小溪，小张很喜欢在那里捡漂亮的石头收藏，幻想自己有一天能够成为"珠宝设计师"，把石头变成美丽的钻石。后来虽然小张成绩不错，但由于家境不好，初中毕业后就出来打工了，之后又因为生活压力以及与家人关系不佳等原因，小张的情绪变得愈发低落。治疗师发现，小张谈到当初的理想时，嘴角微微上扬，这是治疗师第一次感受到小张的活力。其实小张并非对未来没有期许，而是各种原因把这些期许埋没了，这些憧憬，便是小张内心深处改变的动力。在治疗师的引导下，小张慢慢地找回了从前想成为"珠宝设计师"的自己。之后，小张打起精神，开始一边打工一边求学。虽然辛苦，但小张乐在其中，这让治疗师非常感动：即使很困难，小张也在努力地成为自己想成为的人。

每个抑郁症患者的内心都会有自愈的力量，只是很多时候被埋没了，所以变得悲观失望。治疗师的工作并不是告诉患者应该怎么做，而是找到患者内心自愈的力量，这些力量会让患者自发地作出改变。沙盘游戏疗法能够帮助患者把内心自愈的力量呈现出来。

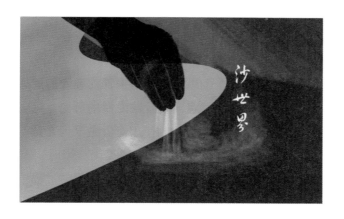

Question

2.

有抑郁症的人
都能进行沙盘游戏疗法吗 **?**

这个问题也是很多抑郁症患者的疑惑。

纵观沙盘游戏疗法发展的历史，可以发现沙盘游戏疗法最初的使用对象主要为儿童，其起源可以追溯到 20 世纪初的英国。当时，英国作家威尔斯在陪伴自己两个孩子玩耍的过程中，发明了一个有意思的游戏：把家里的地板划分区域，并准备了房屋、交通工具、人物、动物等各类玩具。孩子们可以自行给每个区域起名字，把各式各样的玩具放入区域当中，并在其中摆放出"岛屿探险""城市建造"等主题。这个游戏看起来非常简单，但孩子们乐在其中，还涌现出了许许多多充满创造力的想法。威尔斯觉得，这个游戏不仅让孩子们感到快乐，也让他们的思维得到了意想不到的开拓。于是，威尔斯把自己与孩子一起做游戏的过程用文字记录下来，写成《地板游戏》一书。威尔斯不是心理学家，没有意识到游戏在儿童心理治疗中的作用，但他创意性的地板游戏活动在不经意间触及了表达性治疗的领域，成为沙盘游戏疗法的实践先驱者。十多年后，英国儿童心理治疗师洛温菲尔德受到《地板游戏》一书的影响，在自己的心理诊所中添置了两个盆子，一个放水，一个放沙子，同时摆放了很多玩具与模型。洛温菲尔德发现，对于本身言语表达功能不如成年人的孩子们来说，这些玩具成为一个"载体"，把孩子们和治疗师联系起来，在游戏中，孩子们更愿意与治疗师交流，并自发地表达自己的感受与想法。因为孩子们每次摆放完后，都会欢呼，这是"我的世界"！"世界技法"由此诞生。直到 20 世纪中期，分析心理学创始人荣格的弟子多拉卡尔夫在威尔斯的创意中、在洛温菲尔德的架构上，注入了荣格分析心理学理论和东方思想，沙盘游戏疗法由此诞生。

从理论的起源与发展看，儿童是沙盘游戏疗法的主要应用人群。但实质上，沙盘游戏疗法的适用对象并不仅仅局限于儿童。从黄先生与小张的案例我们可以发现，抑郁症患者往往存在或多或少的创伤经历。国外有研究表明，沙盘游戏疗法对创伤的修复有显著的疗效。国内也有多位学者研究发现，沙盘游戏疗法能够有效地改善抑郁症患者的症状。换言之，沙盘游戏疗法对于不同年龄段的各类抑郁症患者皆有疗效。

但由于病情轻重的不同，什么时候可以使用沙盘游戏疗法因人而异。一般而言，轻中度的抑郁症患者比较适合使用沙盘游戏疗法，重性抑郁症患者在无精神症状、能配合交流的情况下也能够使用沙盘游戏疗法。但如果是已达到重度抑郁的诊断标准，且伴有幻听、妄想甚至出现缄默、木僵等精神病性症状的患者，则建议先通过药物控制精神症状，恢复正常交流功能后再使用沙盘游戏疗法。

另一方面，心理治疗中疗法众多，是否应用沙盘游戏疗法，需要患者与治疗师共同探讨决定。因此，并非一到治疗室就需要立即进行沙盘游戏疗法。在开始的 1~3 次治疗中，治疗师会了解患者的情况，包括患者的基本资料以及求助目的等，经过评估后，治疗师会与患者对之后的治疗做一些讨论，以明确治疗计划及治疗目标。这个过程中，如果治疗师认为患者适合应用沙盘游戏疗法就可以向患者介绍该疗法，最终由患者决定是否尝试该疗法。

Question

3.

沙盘游戏疗法
是怎么进行的

?

和其他心理治疗方法一样，沙盘游戏疗法也
有空间及时间的设置。

在第一次进行沙盘游戏疗法时，小张来到沙
盘治疗室，发现除了常规的桌椅，还设有数个与
人同高的柜子，柜子上按照分类分别摆放着各式
各样的玩具，十分吸引眼球。小张在治疗师的引
导下仔细观察，发现人物类玩具可以分为神话人
物，不同时代、民族、职业的人物，行为各异的
普通人，卡通漫画人物等，动物类玩具可以分为
陆地哺乳动物、鸟类、海洋生物、昆虫、神话生
物、卡通动物等，植物类玩具则分为花、草、树
木等，建筑物可以分为都市建筑、田园建筑、历

史名胜、公共设施等，这些玩具被治疗师称为沙具。而沙盘则摆设在柜子旁边。所谓的沙盘，是一个上方敞开、深度较浅的长方形木箱，内层与边框均漆成蓝色，象征着海洋或天空。旁边还有其他几个沙盘，每一个沙盘中都配备一种沙子，有原始土黄色的沙子，也有白色、咖啡色、绿色的沙子，治疗师告诉小张，她可以根据自己的创作需求挑选不同颜色沙子的沙盘，如果有需要，还可以把沙盘内的沙子放到桶中，也可以用水把沙子弄湿以更好地为沙子定型。

在时间方面，沙盘游戏疗法和其他心理治疗一样，大多为50分钟/次，频率则可以由患者与治疗师共同商定。

除了时间和空间的设置，沙盘游戏疗法没有其他固定的规则。患者能随心所欲地发挥，通过沙盘表达自己内心真实的想法。在正式开始沙盘游戏疗法前，治疗师首先向小张简单介绍沙盘游戏疗法，在小张大致了解治疗的过程及原理后，治疗师引导小张用手去触碰沙子，感受沙子的质感，做好探讨内心的准备。

在开始摆放沙盘前，小张问了治疗师一个问题，如果下一次继续进行沙盘游戏疗法，是否需要提前想好摆什么内容呢？治疗师告诉小张，不必做任何预设，按照当时内心的感受去摆放即可，这样呈现出来的沙盘将更贴合内心的感受，而不会受到是非正误等价值判断的影响。当然，如果有很希望摆放的主题也是可以的，沙盘游戏疗法没有绝对的规则，只要听从内心的感受，放下价值判断，呈现出的沙盘就是非常有价值的。

随后，小张开始摆放沙盘。在这个阶段，治疗师只是默默地陪伴与观察，避免打扰小张。确认小张摆放完毕后，治疗师首先让小张去自己摆放的"沙世界"神游一番。随后，治疗师邀请小张介绍自己的作品，治疗师尝试体会小张的言语及情感，以引导小张更深入地切入到自己的内心世界当中。治疗师让小张把沙盘及其带给自己的感受与现实生活联系起来，以寻找沙盘给予的启示，这些启示源于小张的内心。最后，治疗师请小张给沙盘起一个名字，并布置家庭作业。治疗结束后，治疗师根据小张摆放的沙盘进行分析与记录，以指导下次治疗。

对于一般患者而言，沙盘游戏疗法中沙具本身的象征及其摆放方位、患者的肢体语言等皆具有分析意义。举个例子，比如"蛇"这个沙具，其意义就十分丰富：从蛇的生活习性来看，蛇可以生活在水里，也可以生活在陆地上，水蛇可以自由穿越淤泥与清水，所以蛇可以是患者正在穿越生活的"险境"获得清明的象征；而从形态而言，蛇与男性生殖器相似，经典精神分析认为，蛇与性本能相关；蛇同时也是十二生肖之一，与龙形态相似，灵蛇是健康长寿的象征；蛇还可以象征治愈，医学的标记和徽记又称为"蛇徽"；蛇也有邪恶的一面，比如"农夫与蛇"的传说中，蛇便充当了忘恩负义的角色。可见，即使是同一个沙具，也具有多种象征意义。直接把沙具本身的某种意义赋予到患者的沙盘当中，在心理学上称为"暴力分析"，这样的分析是十分不准确的，很多综艺节目或影视作品给大众带来非常多的误解，认为心理治疗师看着患者画个画、摆个沙盘就立即能知道对方在想什么，实则不然。沙具的分析还需要结合沙盘中呈现的具体场景、患者摆放沙具的表情与动作、患者的描述等来选取最切合患者目前状态的象征意义。

和其他心理治疗方法一样，沙盘游戏疗法亦非一蹴而就，具体需要的次数因人而异。患者每一次呈现的沙盘都会与其当时的生活状态有关，与之前的沙盘也会产生某种衔接，比如小张，在进行数次沙盘游戏疗法后，她能察觉到自己缓慢的转变。

4.

抑郁症患者在沙盘游戏疗法中
该如何配合心理治疗师

第一次进行沙盘游戏疗法时，和很多患者一样，小张曾表达自己的担忧："我没有什么'艺术细胞'，摆得不好看怎么办？"对自己不自信与不接纳，是抑郁症患者常见的症状。

在沙盘游戏中，治疗师大部分时间处于静默地观察与陪伴患者的状态，这与大众所理解的心理治疗不一样。很多人认为，在心理治疗当中，治疗师应该准确地指出患者的问题，并帮助患者作出改变。在沙盘游戏疗法中，治疗师的角色反而更贴合中国道家的思想："无为而无不为。"很多时候，患者都无法接纳自己的问题，他们会通过各种标签把问题与自我隔离，比如："我抑郁了，我只要向治疗师要点方法治好我的抑郁就行了，最好能立竿见影，这样就不需要去看看抑郁对于我而言到底意味着什么，也不需要体会抑郁背后到底藏了什么了。"我们越不愿意去面对我们的问题，我们就越看不清楚问题所在，也就越难真正做出改变。每一个问题都是我们自身的一个部分，就像当我们的某只手长得不太好看时，解决问题的办法并不是把手砍掉，而是接纳自己有一只不好看的手，并尝试去了解它，最后才能更好地与它和谐共处。同样，精神心理问题时常与个人的性格特质有关，在心理治疗的过程中，治疗师并不能使患者的性格发生太大的改变，因此接纳是治疗的第一步，治疗师的"无为"，其实是一种抱持：在沙盘中，患者无须掩盖任何问题，可以随心所欲地表达任何情绪，好的、坏的、糟糕的、绝望的，治疗师都能够接纳，即使这些情绪是负面的，也不需要急着去改变，这也是患者的一部分。双方不妨尝试感受一下，这些情绪想表达什么。当治疗师能够接纳患者"糟糕的状态"时，患者也会逐渐变得更愿意去接纳自己的问题，而不是简单地把问题推开。所谓"无为而无不为"，在无为的状态中，实则已是"有为"。

很多时候幼儿摆放的沙盘会比成人摆放的沙盘更容易分析，这是因为幼儿的内心世界十分纯净，一切都能够随心所欲地表达。随着年龄的增长，我们经历的创伤越来越多，"防御机制"也会变得愈发牢靠，由防御机制引发的价值评判也慢慢增加。所谓"防御机制"，便是我们遭遇创伤时能够立即救急的止血贴，把我们与不好的情绪隔离。我们在成长过程中，总会遭遇到大大小小的创伤，这些创伤会引发我们心理上的"疼痛"，也即各种情绪，比如目睹父母争执、被同学排斥等，都会让我们陷入糟糕的情绪中，防御机制能够在当时有效地"止疼"。比如"压抑"

就是一种防御机制，它可以把糟糕的事情隐藏到内心深处，让我们觉得自己已经"忘记"了，这样我们就能感到好受一点。而"合理化"这种防御机制就更有意思了，其表现之一便是"吃不到葡萄说葡萄酸"，如：当我被上司骂时，我告诉自己"上司没眼光，不懂得欣赏我的才华，他看重的同事都是没什么出息的"；当我向心仪的女孩子表白失败时，我告诉自己"对方品德不好，水性杨花，我才不会和她在一起"。这些防御机制能够帮助我们与情绪隔离，感觉"好受多了"，但实际上情绪会在内心淤积。如果受过的创伤太严重，又没有得到及时的疏导，只是匆匆地通过防御机制的"止血贴"贴起来了，情绪就会在伤口深处化脓，影响到我们之后的生活。沙盘游戏疗法是一个打开防御机制、处理创伤的过程。面对沙具时，人的评判水平会降低，治疗师也会有意识地引导患者减少评判，按照"直觉"选择沙具。这样的沙盘在一定程度上"绕开"了防御机制，患者以为只是"无意"的摆放，实则蕴含了许多深藏于内心深处的想法。

如一个确诊抑郁症的 15 岁男孩，因为严重的自残行为前来就诊。当父母发现情况不对时，男孩的手臂上已满是刀片划伤的痕迹了。男孩非常内向，在心理治疗中很少主动谈及自己的想法和情绪，一直强调自己"过得挺好的"，当询问他与父母的关系时，男孩回答"无所谓，不在乎他们怎么想"，谈话似乎陷入了僵局。后来，治疗师发现，男孩对治疗室中各式各样的沙具似乎很感兴趣，于是治疗师邀请他摆放了一个沙盘。在他的沙盘中，中间放着一栋着火的大楼，旁边有一个小小的消防员在努力地灭火，看起来十分孤独，力不从心。男孩告诉治疗师："房子着火了，要把火灭了才能继续住。"治疗师与男孩的父母沟通，才知道父母间关系一直不好，近一年更是经常当着男孩的面吵架，甚至会提到离婚。治疗师立即明白了这个沙盘的意义：家中"着火"了，父母闹离婚，家快散了，我得赶紧做些什么帮家里"灭火"。孩子是最不希望父母分开的人，可以想象，作为男孩，看着父母争执虽然着急，却根本没有能力通过更有效更成熟的途径帮助父母修复关系。所以，他"发明"了自己的方法：父母都很爱我，如果我生病了，父母就会把关注点转移到我的身上，而不是继续争吵了。这种想法发生在无意当中，也即男孩只是按照内心指示那么做，但不会明确意识到其行为的意义。心理学中有一个非常经典的比喻：孩子天生是家庭的黏合剂。临床经验告诉我们，儿童的问题往往反映了家庭的问题，当家庭的问题处理好了，儿童的症状也会逐渐消退，甚至不治而愈，这也是这个男孩症状的第一种意义。另一方面，又因为面对糟糕的家庭关系，男孩实在太难过又太无助了，所以他慢慢发展出"否认"的防御机制："我过得很好，我根本不在乎你们。"当他这么对自己说时，感觉上要比"看着你们吵架我很不开心，却什么都做不到"要好多了。这便是男孩的"止血贴"。可是，"止血贴"并不能真正化解情绪，当内心压抑的糟糕情绪越来越多时，"止血贴"无法承受了，便会出现新的症状，比如自残，这就是男孩症状的第二种意义。在后续的治疗中，治疗师帮助男孩的父母处理双方关系，同时也引导男孩通过沙盘继续表达自己无法用言语讲出来的情绪。男孩的抑郁症状以及自残行为都逐渐减少了。

可见，沙盘游戏疗法能够带着我们"绕开"防御机制，表达内心的情绪，接纳自我。所以在摆放沙盘时不必带有预设，更没必要评判自己拿的沙具是否好看、是否合理，只要跟随内心的感觉走，那便是最好的选择。

5.

在家也能进行
沙盘游戏吗

在小张的案例中提到了家庭作业，那么家庭作业是什么呢？我们在家也能自己进行沙盘游戏吗？

一般而言，完成一次沙盘游戏疗法后，和其他心理治疗一样，治疗师会布置家庭作业。而与沙盘游戏疗法相关的作业有两种：一种是回忆并记录前一次沙盘游戏带来的联想与启发；另一种则是与沙盘游戏疗法理论背景相通的艺术表达疗法作业——曼陀罗绘画，这也可以称为在家进行的沙盘游戏。

在沙盘游戏疗法过程中，沙具摆放结束后，治疗师会引导患者就沙盘的呈现进行自由联想，从而得到情绪的宣泄，并获取内心给予的指引。治疗后的反思与记录，一方面能强化患者在治疗中获得的启发，提高疗效，另一方面，在回忆的过程中患者可能产生新的感受与启示，获得新的收获。需要注意的是，患者不必对此有压力，认为要把整个治疗一字不漏地记录下来。患者只需要把印象深刻的部分通过自己的语言写下即可，这些内容才是患者真正接纳并整合到自身当中的收获。

而第二种作业则是曼陀罗绘画。曼陀罗绘画同样是由分析心理学创始人荣格引入到心理治疗当中的，其理论基础与沙盘游戏疗法类似，同属于表达性治疗。由于沙盘无法随身携带，当患者受到情绪困扰但又不能立即见到自己的治疗师时，可通过曼陀罗绘画宣泄情绪，表达自我。

曼陀罗绘画所需要的工具非常简单：一张中间绘有一个大圆的白纸、彩铅、水彩、水粉等绘画工具。患者在家主要可以进行两种主题的创作，一种是"心情曼陀罗"，另一种是"自发曼陀罗"。"心情曼陀罗"即让患者通过于大圆内绘画来表达自己此刻的心情，以达到宣泄情绪的目的。而"自发曼陀罗"对于大圆内的绘画没有主题的限制与要求，患者可以随心所欲地创作，以表达内心。在绘画时，一般有以下几个步骤：第一阶段是准备阶段——患者认真地准备绘画所需的工具，在专注于准备工作时，其实也是给予内心慢慢地放松、平静下来的时间。第二阶段是绘画阶段——和沙盘游戏疗法一样，绘画没有美丑好坏之分，暗沉的色系与鲜亮的色系各有特色。患者可以完全遵从自己的内心，无论是现实世界的呈现，还是天马行空的想象，皆属于患者自己独一无二的创造，对于患者而言都有独特的象征意义，过度的评判反而不利于内心真实感受的呈现。患者放下评判，听从内心绘制，即可绘出属于自己独一无二的曼陀罗绘画。第三阶段是完成阶段——创作完成后，患者可以从各个角度欣赏自己的绘画，同时记录绘画前后的心情变化以及作品带给自己的感受与联想。最后，患者给自己的曼陀罗绘画作品起一个名字，整个曼陀罗绘画就完成了。

也有患者会感到疑惑："家中没有治疗师的陪伴，同样也可以完成这些作业吗？"答案是肯定的，沙盘游戏疗法理论认为患者有自愈的力量。作为沙盘游戏疗法的理论基础，荣格的分析心理学理论与中国文化有很深的渊源。沙盘游戏疗法理论在对患者的理解层面上，融入了很多中国古代佛教禅宗的思想。《六祖坛经》里提到："不悟，即佛是众生；一念悟时，众生是佛……前念迷即凡夫，后念悟即佛。"所谓"佛在灵山莫远求，灵山自在汝心头"，每个人心中都有佛性，也即每个人心中都有处理问题的能力，这并不是由治疗师赋予的。治疗师深信患者自身内心充满能量，只是暂时被埋没了，这些能量足以让患者应对目前的问题。香港中文大学黄炽荣教授曾经提到一个非常好的比喻：治疗师是心理学的专家，而患者是自己生活中的专家，只有两个专家

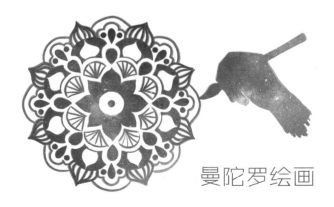

曼陀罗绘画

合作，才能更好解决问题。因此，治疗师会更希望激发起患者改变自身的动力。在沙盘游戏治疗当中，治疗师不会代替患者想出解决问题的方法，而是引导患者发掘内心的声音，因为没有人比患者更了解自己。同样，在家中，治疗师也深信治愈的力量藏在患者的心中，患者可以通过家庭作业倾听内心的声音。

在下一次治疗中，患者可以带上自己的作业与治疗师分享及探讨，这些作业会给患者带来新的体会与收获。

抑郁症的正念认知治疗

　　正念认知治疗起源于佛教的禅修冥想，心理学家乔·卡巴金最先将其发展成为一种与宗教无关的训练方法，并运用于减压训练、疼痛管理等治疗中，随后马克·威廉姆斯等心理学家将之与认知行为治疗进行融合，专门用于康复期抑郁症患者的防复发治疗，并逐渐推广至焦虑症、失眠症、强迫症等心理疾病的治疗。

1.

什么是正念认知治疗

　　一位年轻女性来到治疗室，她一脸愁容。坐下来之后，开始讲述自己的故事。今年 28 岁的她，是家中长女，下面还有一个妹妹一个弟弟，自己在一家广告公司上班，工作压力比较大，每天觉得特别累，心情也不好，特别是最近工作的时候总是没办法集中注意力，以往工作特别细心的她，最近接连出现了几个小错误。下了班回到家想放松一下，结果脑袋中各种负面的想法总是不自觉地冒出来，导致她吃不好睡不着，总觉得头顶上有一片乌云笼罩着自己。在实在不知道怎么办的时候，她终于选择了接受心理治疗。

　　这位女性患者意识到自己的问题到了非改变

不可的地步了，她非常主动，也提出了自己的想法——她希望自己的主动性能加快治疗的进程，让自己更快地好起来。于是治疗师向她推荐了正念认知治疗。

抑郁症是一种高复发性的心理疾病，很多抑郁症患者经过一段时间的系统治疗，都会逐渐好转，但是在人生中的某一刻，新的压力、不可预料的挫折接踵而来，很容易就让人再一次陷入抑郁的沼泽地。不论是医生，还是患者，都希望有一种能够更好地预防抑郁症复发的方法。传统的认知行为治疗在治疗抑郁症方面很有效果，心理治疗师也会努力教会患者将一些治疗技术运用到生活中，但我们往往只有在遇到困扰的时候才会想起去使用这些技术，这就使得我们像一个消防员，在问题出现的时候，手忙脚乱地去灭火；而我们都知道，更好的办法是防患于未然，让我们在生活中始终保持心静如水，在我们遇到情绪困扰的时候，内心荡起的波浪就不会如海啸那般把我们吞没。于是，正念认知治疗便应运而生。

"正念"一词指的是有意识地将注意力集中于当下，不带评判地接纳此刻出现的一切感受与想法。这听起来很简单，可是如果你仔细回想一下：刚刚的晚饭你吃了些什么？每一个菜看起来怎么样？闻起来如何？尝起来又是什么味道？从夹菜的动作到食物进入口中，你的口腔有些什么变化？你的嘴唇、舌头、咽喉都体会到了什么？……于是我们发现，我们只是一口一口地填饱肚子，却不知道自己刚刚享受了什么样的美食。同样的情况可能发生在每一天你上班的路上，拥挤的公交、吵闹的声音，你戴上耳机，闭着眼睛，努力忽略这些糟糕的因素，却从来没有注意到温暖的阳光正照在你脸上，车窗外的街景正生机盎然。活在当下，并没有那么简单，我们努力在生活的轨道上负重前行，却很少留意一路的美好风光。正念认知治疗就是要让我们从这种无觉知的生活中解放出来，重新体会生命的存在感。

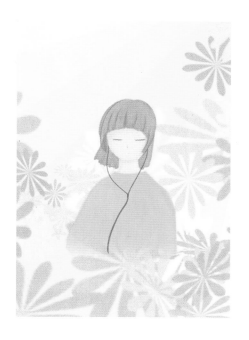

2.
是什么让你抑郁

前文所举的例子在我们生活中比比皆是，我们就像坐在一辆自动驾驶的汽车上，不断地从一个目的地到达下一个目的地。这样的生活模式我们称为行动模式，这是我们人类进化过程中发展起来的重要思维模式。让我们进入另一个在生活中经常发生的情景——

某天家里洗发水用完了，你要去超市买一瓶。走进超市你并没有第一时间往洗发水所在的洗浴用品区域走去，而是被新上市的手机所吸引。在手机柜台与售货员攀谈了许久，详细了解手机的各种功能，在考虑了各种性价比之后，最终觉得太贵，放弃了买手机的念头；而旁边摆放的新款音乐耳机似乎更值得考虑，于是你心满意足地拿着耳机走向收银台。等等，是不是忘记做什么了？于是你想起来你是要来买洗发水的，脸上掠过一丝苦笑，然后走向洗浴用品区域……这是否让你感到熟悉？这个过程就是行动模式在帮助我们达到想要的目标，行动模式时刻关注我们的现状与要实现的目标，并监控着我们有没有往实现目标的正确路径上前行。当我们走偏了，行动模式就会提醒我们回到原来的轨道上，让我们重新走回通往洗浴用品区域的道路，并避免再次被与洗发水无关的其他事物所吸引，直到我们成功拿到洗发水，行动模式又把拿洗发水的目标切换为到收银台结账。目标一个接一个，这就是我们的生活，而大部分时候我们做这些事情显得如此自然，并不需要特别多的思考，这完全得益于行动模式，让我们生活中的很多细节变得自动化，从而节省了大量精力。行动模式在人类的进化历程中起着重要的作用，让我们的效率不断提高，目标一个接一个得到实现。

然而当我们的情绪遇到困扰、心情变得低落的时候，行动模式依然会不自觉地运行起来——我现在心情很不好，我想让我的心情变得更好，我得避免那些让我心情变得不好的情况出现。于是便会有两种选择，第一种选择是直面抑郁，我反复在脑海中思考着陷入抑郁的原因，反复琢磨如何能消灭抑郁，我给自己鼓劲，告诉自己"我能行"，我可以从不开心中走出来的，就像身边的人鼓励我那样，我要坚强，我要克服困难，最终让自己振作起来！回想一下：当你的心情变得低落的时候，这些自我鼓舞的想法或别人的鼓励，大部分时候是让你变得充满动力，还是让你感受到更大的压力呢？

第二种选择是用工作、酒精或游戏等让自己的大脑不停歇，处于满负荷状态的我好像一下子忘记了自己刚刚很难过，我从抑郁中走出来了！这正是一剂强力的镇静剂啊，短时间缓解抑郁，让我们的大脑处于麻痹状态。然而，不管伤痛是来自身体，还是来自内心，镇静剂只能缓解一时的痛苦，不能长期使用，过度沉溺于镇静剂将会让我们迷失，甚至过上一种浑浑噩噩的生活。更为难受的是，在夜深人静的时候，放下工作、放下手机、放下酒杯，那些缓解情绪的工具都放下之后，原以为遗忘的抑郁情绪却可能突然出现，折磨着我们的内心。于是我们终于认清了现实，转移注意力能让我们短时间缓解抑郁情绪，可是抑郁情绪并没有因此而消失，而是潜藏在我们脆弱的内心之中，伺机而动。

　　行动模式在处理现实生活中的具体事情时效果真的很好，但是在面对情绪时，这种模式只会让我们陷入更深的抑郁之中。我们迫切需要第三种选择来应对情绪，那便是存在模式。存在模式需要我们跳出无觉知的行动模式，觉察情绪的出现与变化，并对这一过程保持不批判的接纳。情绪是我们大脑中不断变化的心理过程，很多人并不了解，任何情绪从出现，到变得强烈，到最终平静，其实这一过程如潮起潮落一般循环往复，即使我们不加以干预，情绪也终究会按照自己的规律平静下来，当然前提是我们觉察到了情绪。这一过程跟我们的身体感觉很类似，比如痒。相信我们都体验过身上痒却无法挠的时候，比如后背痒，这个时候心急如焚，异常烦躁，明明挠一下就能解决问题，可是手不能及，而痒依旧在。这时候我们所有的注意力都集中起来，努力想着怎么让这种烦人的感觉消失——这跟我们遇到抑郁情绪时的反应不是很像吗？继续回顾挠不到痒的难受过程，这种感觉从出现到逐渐明显，在你挠不到却全身心关注时变得更为强烈；然后，即使你对它束手无策，在某一刻，这种痒的感觉却在逐渐减弱、逐渐消失，直到最后再也体会不到那种令人烦躁的痒了。你可以在下一次出现痒的时候尝试体验一下这一规律，尽管过程不太舒服，但却能让你对身心感觉有更深刻的认识。

存在模式就是要让我们对这一变化过程保持觉知，而不是盲目地加以干预，很多时候急于干预只会让事情往相反的方向发展，如手中沙，握得越紧，流失越快。培养存在模式，也就是培养对存在的觉知，这是正念认知治疗的核心，让我们跳出情绪困扰本身，去观察自己的存在，观察情绪的变化，这是应对情绪困扰的第三种选择，这种选择让我们在面对抑郁情绪时可以不再陷入反复思考却无力解决抑郁的思维旋涡，也不用靠其他事物填充大脑来逃避抑郁，我们可以如观察身体感觉那样观察我们的情绪，让抑郁情绪按照其规律自行平息。

但是我们已经习惯了在行动模式中生活，要培养存在模式，我们需要在每一天抽出专门的时间进行正念训练，这样才能让我们的思维从已经自动化的行动模式中切换出来。

正念训练需要经历三个阶段，最终才能实现作为第三种选择应对情绪。第一阶段我们需要训练内心的专注，保持注意力的稳定，而不是被情绪和消极想法轻易带走；第二阶段，我们需要训练对内心情绪的监控，对自己的情绪和想法保持觉知，而不陷入行动模式，立刻去处理情绪；第三阶段，我们把训练融入生活，在出现情绪的时候，练习对情绪的接纳。

Question

3.

如何开始正念训练

很多患者会问"我注意力很不集中，经常分心，能做正念训练吗？"，其实注意力不集中更适合进行正念训练，因为正念训练的第一阶段就是对注意力进行专门训练。

我们已经知道正念需要专注于此时此刻，而事实是我们的大脑经常被各种想法占据。我们可以进行一个小小的练习，给自己三分钟时间，放下手头所有事情，在确保不会被人打扰的情况下安静地坐着，并且慢慢地呼吸……

刚刚的三分钟发生了什么？你是否在想为什么要做这个练习，每时每刻都在呼吸，为什么还要专门浪费这三分钟？你是否在想我这么呼吸是不是对的，是不是要一边呼吸一边去想象什么？或者在想好无聊啊，还不如赶紧去做点什么让我的心情好起来呢。或者你的思绪早已被其他的事情带走了……然而，这才是我们大脑的常态，只要是清醒的，我们的大脑就会不断地被一个接一个的想法所吸引，从未停歇。我们从未真正活在当下，而是经常活在想法之中。

我们都会有这样的体会，在自己心情不好的时候，会想到很多不愉快的事情，越想心情便越差。在这样的时刻，我们就是活在消极想法之中，消极想法会把我们带到思维的牛角尖，情绪会变得越来越差。为此，我们需要训练注意力，让我们的内心专注于现在，而不是随着情绪和想法四处飘荡，这样才能让我们的内心逐渐平静下来。

在我们开始对注意力进行训练之前，需要重新认识一下我们的注意力。很多患者会说自己的注意力很不好，特别是一些父母会说他们的小孩注意力不集中，做作业总是不专心，做不了几分钟就想去看电视或者玩手机了。排除注意缺陷多动障碍（就是我们常说的多动症）后，通过询问孩子的父母可以知道，孩子在看电视或玩手机的时候非常专心，跟入迷了一样，有时候叫好久都没反应……我们真的是注意力不集中吗？其实我们只是把注意力集中在我们更愿意集中的地方。比如在学习时总是无法专心的人，在玩的时候特别认真，因为玩是更吸引他的事情；做某项工作总是无法专心的人，在做另外的工作时特别投入，因为另外的工作更吸引他。感兴趣的事情都能吸引我们的注意力，所以不要再说你的注意力有问题了，你的大脑没问题，你的注意力也没问题，你只是对不得不集中注意力的事情有意见！

很多时候我们无法集中注意力还跟另一个常见的习惯有关：

一心二用。社会的发展让我们的压力与日俱增，效率成为每个人心中不可动摇的标准，为了提高效率，我们会经常想同时做几件事，这样就不会浪费太多时间。比如在等车去上班的路上快速地浏览各种手机新闻，上了车要听听音乐，做一件事的时候同时想着另一件事怎么办，吃饭的时候想着下午的工作怎么办，就连躺上床睡觉的时候，还要把今天经历的事情在脑海中回顾一番……于是我们会因为低头刷手机错过班车，因为听音乐而坐过站，因为想着另一件事而做手头的事时频频出错，因为工作不顺利而吃饭没胃口，因为想着今天的一切而无法入眠！这就是我们追求效率的结果，一心二用，得不偿失，最后两件事都做不好。专心于此刻正在做的事情需要抵抗来自内心追求捷径的诱惑，然而全身心投入地做一件事，结束之后再做另一件事，效率反而更高，而且效果更好，因为两件事我们都投入了最佳的精力。

在真正进入训练之前，我们还需要了解集中注意力的反面——分心。很多时候并不是我们主动去想与现在无关的事情，而是不自觉地，就像这些想法有生命一样，自己在我们脑海中冒了出来，我们被这些想法带走而不自知。其实分心也是我们大脑的常态，假如我们的大脑时刻都保持注意力在某一件事情上，那用不了多久，我们的神经就会如同一根紧紧拉开的弹簧一样回不来了。分心是大脑的一种自我保护机制，是无法避免的。然而面对分心，我们并非无能为力，我们无法让自己的内心保持不分心，但是我们可以减少分心的时间，在分心的时候，越快地觉察到这件事，就能越快地将注意力拉回来，随着分心的时间缩短，我们的专注度也就提高了。

训练注意力最简单的方法就是进行正念呼吸训练：

◎开始慢慢深呼吸，此时肺部及腹部会因充满空气而鼓起，但还不能停止，仍然要使尽力气来持续吸气，同时让腹部凸起，感觉气体填满腹部。

◎屏住气息，此时身体会感觉到紧张。

◎缓慢地呼气，同时腹部慢慢凹入。

◎屏住气息几秒，再重新缓慢吸气。

在进行正念呼吸训练时，我们需要记住以下要点：①随着吸气腹部凸起，随着呼气腹部凹入，这样的动作要领与未经训练的常规呼吸习惯是相反的，而这样的动作在生理上能够让我们的呼吸更加深入。②将呼吸分为"吸气—屏气—呼气—屏气"这样四个步骤，能够让我们最大限度地降低呼吸频率，让我们从身体到心理都逐渐慢下来。③随着每一呼一吸的进行，将所有注意力集中在腹部的感觉上，体会腹部的起伏，当注意力被内心的想法或情绪带走时，尽快地觉察到走神的发生，但不要责怪自己，也不为自己的无能为力感到懊恼，只需要提醒自己走神了这一事实，并轻轻地将注意力拉回到腹部的感觉上就可以了；如果注意力再次被想法或情绪带走，就再一次温柔地将其拉回来就可以了；走神多少次，就多少次平静地觉察这一事实并把注意力拉回来，这就是注意力训练的核心。

注意力训练每次并不需要很长时间，5～10分钟就足够了，每天进行2～3次。在逐渐形成一个新的生活习惯之后，每天一次5分钟的正念呼吸训练都能让人时刻记得保持内心的专注。

4.

如何保持内心的平静

　　每一次情绪或想法的出现，都会轻易地带走我们内心的注意力。在经过训练之后，我们可以有意识地保持注意力在呼吸或者身体感觉上，这很容易让人联想到所谓的转移注意力。然而正念训练从来不是让你把注意力从此时此地转移到彼时彼地，我们要发展的存在模式是指导我们从问题中跳脱出来，以超然的态度迎接在我们身上发生的一切——看庭前花开花落，望天空云卷云舒。所以当我们的注意力能够有意识地集中在此刻，我们将发展进一步的技能——对自身的情绪和想法开放觉知。

　　情绪和想法就如大海中的波浪，当你站在沙

滩上，一个波浪打过来，会漫过你的脚面，淹没你的膝盖，甚至会把你推倒在沙滩上。为了不摔倒，我们往往要深扎马步，做好准备，努力抵御每一次冲击。这个过程会很快耗尽我们的精力。如果这个时候你抬头看一看不远处大大小小的船只，你将发现原来有一种完全不同的方法来应对波浪——每只船都有一个锚，抛入海底，紧紧抓住地面；海面上的船，会随着每次潮起潮落而起伏不定，却从未离开锚的掌控范围。原来，我们并不一定得抗击波浪，稳如泰山；我们其实也可以随波逐流，却初心不改！在情绪和想法出现的时候，我们不一定要立刻控制并消灭它们，只要我们内心的锚能紧紧地抓住我们的注意力，情绪和想法的出现也不过是潮起潮落，不需干预，让其保持一种动态的平衡即可。

为了达到这种动态平衡的状态，我们需要找到内心的那个锚。我们的身体就是一个很好的选择。把注意力集中在身体各部位的感觉上，能够让我们真正与自己在一起。当我们把内心之锚固定在身体感觉上，并把情绪与想法当作此起彼伏的波浪时，我们会逐渐意识到，情绪与想法只是我们大脑中的泡影，并非事实，这对我们的内心将是一个极大的解脱。有多少次你担心别人会对你有什么不好的评价，然后将其视为现实，不断在内心思考应对之策？当我们陷入抑郁状态时，我们很难觉察，这些压力与伤害往往只发生在我们的大脑之中，我们将一些负面的想法当成现实并不断与其对抗。这也就是很多没有得过抑郁症的人感到困惑的地方：明明有的人生活中没什么压力，各种条件都挺好的，为什么还会抑郁呢？

开放对情绪与想法的觉知，需要从训练与身体的联结开始。当你能够平静地将注意力集中于身体感觉时，我们可以进行身体扫描训练；当你内心焦躁不安、无法静坐时，我们可以通过正念行走来建立与身体的联结。

身体扫描，顾名思义，是将注意力想象成一束光，对身体进行扫描，从一个部位到另一个部位，去体会每个部位的感觉。你可以从身体的任何一个部位开始，但最好按照一定的顺序进行，从头部往下的顺序能让人放松，而从脚底往上的顺序能让人感受稳定；随后对另一个部位开放觉知，你的注意力之光将轻而易举地扫描过去。在这一过程中，内心的情绪与想法如同波浪一样不断地冲击而来，我们要做的便是对其保持觉知，而不陷入行动模式，不做任何反应性举动，并保持注意力之锚始终留在身体感觉之上。具体做法如下：

◎选择一个舒服的姿势安静地坐好或躺好，从头到脚，留意自己全身是否有不舒服的地方，如果有，就调整姿势，并以这一姿势尽可能保持到训练结束。

◎轻轻闭上眼睛，像进行正念呼吸训练一样，慢慢地深呼吸，越慢越好，呼吸的时候注意力紧紧跟随着呼吸。

◎将注意力想象成一道移动的光束，并扫描全身。

◎将注意力之光集中在额头，去留意额头出现的各种感觉，这种感觉可以是热热的、凉凉的、麻麻的、紧紧的，或是其他别的感觉，也可能是没有感觉，这都没关系。对于出现的任何感觉或者没有感觉保持觉知与接纳，不去思考，仅仅是去体会。

◎对鼻子开放感觉，将注意力之光移动到鼻子上，体会鼻子上有什么感觉，如胀胀的、热热的、麻麻的，或者其他感觉，或者没有感觉，你只需要保持你内心对鼻子的觉知。

◎对脸颊开放感觉，将注意力放到脸颊之上。去体会脸颊上出现的任何感觉。在这个时候，如果你走神了，不管你想到了什么，都没有关系，不用责怪自己的走神，当你觉察到走神的时候，就是你注意力再度集中的开始，你只需要温柔地将注意力慢慢拉回来，继续关注你的脸颊。

◎将注意力集中到头顶和后脑勺上，感受这些部位的感觉。

◎将注意力集中到脖子上，感受脖子支撑着头部的感觉，以及出现的其他感觉。

◎按照顺序，从肩膀到手，从胸部、腹部到后背，从大腿、膝盖、小腿到脚，一点点地扫描全身。在这个过程中，保持对身体感觉的体会，也保持对时刻出现的情绪与想法的觉知，并一遍又一遍地将注意力重新拉回到你正在扫描的身体部位上，直到扫描结束。

◎慢慢睁开眼睛，动动手脚，伸展肌肉。在接下来的一天中尽力保持对身体的觉知。

整个身体扫描过程需要 30 ~ 40 分钟，每天一次，至于更适合在哪个时刻进行，需要自己进行尝试。

对于无法静坐的人，可以进行正念行走训练：

◎平静地站立，双脚与髋部同宽，将身体的重量平均地分配到两脚之上。

◎感受脚底与大地接触的感觉，将身体重心在两只脚上来回切换，使这种与大地连接的感觉更加清晰。

◎开始缓慢地行走，留意每一次抬腿、前倾、脚掌落地的动作，体会两只脚是如何默契配合、变换位置的。

◎将注意力集中在行走的每一个当下，时刻提醒自己保持正念，体会脚与地面接触的感觉。

◎当你能够保持对双脚的感觉以及脚与地面接触的觉知时，将觉知范围扩大，觉察周围的一切，留意是什么在逐渐占据你的大脑，并在觉察到你失去正念时，重新把注意力集中到脚与地面接触的感觉上。

◎你可以在一个安全的地方极其缓慢地行走，当你准备停下来时，慢慢地深呼吸，让注意力回到你的呼吸之上，并试着将这种觉知带到接下来的生活中。

开放觉知，意味着我们对情绪与想法保持觉察，而不被其带走。这样的训练能够让我们逐渐意识到，情绪与想法就如下雨一样，我们无法阻止下雨，却能带着平静的心情赏雨，最终你不需要阻止，雨也一样会停下来。让情绪与想法自由来去，只要我们的注意力抛下的锚稳稳地扎下了根，我们的内心就能够在这种波动中保持平静，不再轻易地被情绪与想法所左右，这就是平静之道。

Question

5.

该怎么与情绪相处？

　　前面进行的训练，都是在平静之时所做的练习，但在遇到情绪困扰时内心仍然可以保持正念才是我们最终要实现的目标。为此，我们需要将训练逐渐扩展到日常生活中。

　　我们先从每天起床之后的刷牙开始——带着正念去刷牙。你是怎么刷牙的？一般人都是一边刷牙一边在大脑中开始了新的一天的工作安排：要做报表、参加会议、约见客户、接小孩等等。这是在干什么？在你拿起牙刷的那一刻，你的内心早已远离了刷牙这件事，迷失在想法之中而不自知。

　　刷牙的正念训练是这样的：拿起你的牙刷，

放下心中的想法。让牙膏的清新薄荷味将你从沉睡中唤醒，你开始将牙刷放进口中，上下刷动；牙膏混着漱口水包裹了你的牙齿，并渗入到牙龈表面，清凉的感觉从牙齿到牙龈变得越来越烈；你稍微移动一下拿着牙刷的手，调整牙刷的角度，让清凉的感觉出现在另一个位置的牙齿与牙龈上；凉凉的感觉，让你的脑海中想到今天好像有点凉，出门要多穿一件衣服，慢着，你正在刷牙，让注意力回来；将牙刷放在舌苔之上，轻轻地刷几下，体验牙膏与舌苔接触时的触觉与味觉，甜甜的，苦苦的，还有点凉；拿起杯子，含进一口水，漱口，吐出，体会口腔内的感觉……刷牙从未如此缓慢，也从未如此艰难。几分钟的刷牙，是在新的一天中深化正念的重要开始，你需要不断地提醒自己，要专注，不一心二用，去觉察分心，并保持觉知，让自己只存在于此时此刻！当你抵挡住内心对无聊的排斥与对效率的追求时，刷牙就变得仅仅是刷牙，没有什么事情必须在此刻去想，唯一要做的事情，就是活在刷牙这一刻，让你的内心感受、想法与行动保持高度一致，这就是在培养存在模式。

吃饭也是一个很好的训练。如果你的内心没有对正在吃饭这件事保持觉知，你就会陷入无尽的思考而忘了食物所带来的色香味。所以要让你的大脑与你正在做的事情在一起，充分地享受食物给你带来的感官刺激。已有研究表明，正念饮食对于进食障碍有很好的治疗效果，而如果你没有进食障碍却觉得要控制饮食，那就带着正念去吃吧，这样你就不会被食物所控制。

除了刷牙与吃饭之外，生活中还有很多小事我们每天都在做，以至于自动化之后我们往往觉察不到真正在做这件小事。请提醒自己，每天带着正念去做这件小事，正念也将在你不断的觉知中慢慢溢出，蔓延到你的生活之中。

常常记得保持正念，我们便能进入正念训练的最后阶段。当我们在生活中再次遇到抑郁情绪时，前面所作的一切努力，就终于要派上用场了。

喜怒哀乐构成了我们生活的全部，没有情绪起伏的生活是了无生趣的，而情绪波动太大的生活又惊险万分。经过一段时间的正念训练后，当我们再次遭遇抑郁情绪时，我们可以开始尝试使用第三种选择，不苦思，不逃避，而是对这种情绪保持觉知，尝试不带评判地允许抑郁情绪的出现。这是一个艰难的挑战，意味着我们要与抑郁情绪相处，但请记住，我们不需要与之硬碰硬。连同内心出现的懊恼与自责，都尝试允许它们出现，允许它们在那里存在，我们并不需要做出任何行动，只需要让觉知扩大并把所有的情绪都包裹起来，在内心的波浪越来越动荡时，让注意力之锚再次紧紧地抓住身体的感觉。

失去正念也是无法避免的，如分心一样。而当你的觉知开始运作，觉察到自己失去正念时，这就是你重新拥有正念的开始。当你能时刻对自己的情绪保持觉知并不再陷入行动模式而做出反应性举动时，你便可以带着这份觉知开始有所行动。有两类事情对于改善情绪很有帮助：第一类事情称为愉悦型事件，这类事情会让你感受到内心的愉悦，比如跟朋友一起吃个饭，听一首动听的歌曲，洗一个舒服的热水澡；第二类事情称为掌控型事件，这类事情会让你获得对生活的掌控感并意识到自己并非一无是处，比如给自己做一顿饭，把房间彻底打扫一遍，阅读一本搁置了很久的书。陷入抑郁的人都会有一种缺乏动力的感受，觉得做什么都没意思，并逐渐深陷到生活没意思甚至活着没意思的泥沼。在觉知到这种情绪之后，行动会带来最大的改变，内心带着对情绪与想法的觉知，尝试让自己去做一件愉悦型或掌控型的事，在你逐渐专注于所作的事情时，你内心会逐渐意识到，好像自己在慢慢好起来，好像生活真的没有内心所担忧的那么艰难。于是动力开始出现，改变开始出现，你并不需要直接干预情绪与想法，它们就逐渐在平息，这就是正念训练所能带给你的最大帮助。

如同行动模式不适用于应对情绪困扰一样，存在模式也未必适用于应对现实生活中的具体问题。正念训练并非让你每天沉迷于冥想。在我们能够更好地面对情绪之后，我们需要回归行动模式，去解决生活中的具体问题。在不同的生活情境、不同的状态中切换行动模式与存在模式，需要一种智慧，而这种智慧只在生活的实践中方可获得。

在大脑里知道什么是正念，与在生活中践行正念是完全不同的事情。只有真正去练习，你才会意识到保持正念是多么的艰难；只有坚持练习，你才会意识到保持正念是多么的可贵；只有真正让正念融入生活，你才会意识到正念可以带给你那么多的帮助。所以，放下你心中的想法，让你的觉知主宰你的大脑，让你的感受与情绪、想法紧密联结起来，你会发现关于抑郁情绪的所有真相。

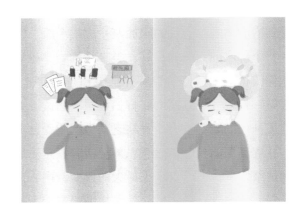

抑郁症

患者的护理

抑郁症患者的家庭护理

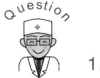

Question

1.

家中有抑郁症患者，
家人应该怎样护理

　　抑郁症患者的家庭护理很重要，关系到患者能否尽快康复，因此家人应做到：

　　◎为患者创造一个安全的家庭环境。家庭的色调宜以暖色为主。所有危险物品应全部收走，如杀虫剂、清洁剂、水果刀、火柴、绳子等，以避免被用于自杀。

　　◎监督患者继续服药物治疗，让患者了解药物的作用和副作用，并加强观察，有不良反应或病情反复时，应立即送医院就诊。

　　◎督促和协助轻性抑郁症患者摄入适量食物以确保营养。重性抑郁症患者常拒绝进食，家人应首先了解患者拒绝进食的原因，针对原因进行处理，鼓励患者进食。注意观察食物的颜色、气味、味道、营养，可以让患者采取少量多餐的方式进食。

◎患者可因少动或药物的副作用造成或加重便秘和尿潴留等问题。家人要尽量鼓励患者进食蔬菜、水果，多喝水，带领患者参加活动，培养每天排便的习惯；如果患者有 3 天未解大便，应按医嘱给予缓泻剂通便，如麻仁丸等，必要时到医院给予灌肠。如果患者超过 8 小时未排尿，且膀胱充盈，应给予小腹热敷，温水冲洗外阴或让其听流水的声音以协助排尿，必要时上医院给予导尿。

◎抑郁症患者经常发生睡眠障碍。家人应要求患者白天尽量不卧床，可用坚定与温和的口气鼓励患者下床活动，从而使患者晚上休息；对于入睡困难或半夜醒来不能再入睡者，可按医嘱适当给予帮助睡眠的药物；另外，可采用一些放松术帮助患者放松，如洗热水澡、听轻松的音乐、做肌肉放松运动等；应限制患者喝含酒精的饮料，以及咖啡、浓茶等有中枢兴奋作用的饮料，可让患者在睡前喝些牛奶或进食少许点心。

◎协助患者完成个人卫生。由于患者精神活动抑制、疲乏、缺乏兴趣和低自尊而忽略自己的个人卫生，家人要协助患者搞好个人卫生，同时应鼓励患者自己完成，避免助长患者的依赖性。

◎鼓励患者参加体育活动。体育活动可释放能量，产生健康的感受和有控制力的感受及成就感。同时，身体的健康能促进精神健康。家人应鼓励和陪伴患者参加体育活动，如散步、慢跑、体操等。宜从简单、容易完成、体力消耗少的活动开始，并选择与患者工作有关的、能增加其信心的活动。

2.

家中有抑郁症患者时，家人应怎样帮助患者康复

　　以家庭为中心的抗抑郁疗法是一项有效的治疗抑郁症的方法。那么家人应如何帮助家里的抑郁症患者尽快康复呢？可以尝试以下方法：

（1）提高对抑郁症的认识

　　家人可通过参加健康知识宣教等方式与患者一同了解抑郁症的相关知识，包括抑郁症的临床表现、治疗方法、预防护理、病理病因、检查预防方法及并发症等。由于抑郁症具有反复发作的特点，因此治疗抑郁症是一个长期的过程。为了巩固疗效，避免病情反复，从抑郁症状消失至完全康复，一般需要 4~9 月的时间，如果在这段

时间内不能完全恢复，则病情非常容易反复发作。所以患者和家人要在治疗期间积极配合医护人员，对医生的治疗要有充分的信任。药物治疗的剂量非常重要，在治疗的过程中要严格遵循医嘱。个人饮食方面也要有所改变，避免摄入富含饱和脂肪酸的食物，以及过量的辛辣、腌熏食物，忌烟酒。

（2）理解患者

家人应与患者一起采取乐观的生活态度，主动、积极地进行相关康复训练；家庭成员要齐动员，充满爱心地去关怀患者，以宽容的态度和良好的亲情关系，齐心合力营造融洽、安全、舒适、和谐、温馨的家庭氛围，帮助患者调节抑郁负面情绪。在日常生活中要尊重、理解和关怀患者，应通过倾听、解释、指导、鼓励、疏泄和支持等方式，帮助患者正确认识自身存在的心理障碍并解决好这些心理障碍问题，以宽容的态度对待患者，设身处地为患者着想，用血缘亲情和亲人关系给患者无微不至的关爱。平时应耐心地倾听患者的诉说，主动地与患者交流与沟通，在患者坚持自己的观点和做法时，家庭成员尽可能对患者作出关爱型让步，努力营造有利于患者康复的家庭氛围。

（3）认知训练

有条件的家庭可以进行认知训练，与患者一起研究分析不良认知和不良的思维方式，以心理剧、角色表演、沙盘治疗、个别指导等方式，矫正患者那些歪曲、消极的信念和想法，促使患者的情感和行为向正面转化。临床研究提示，认知行为治疗可以帮助抑郁症患者识别和改变认知曲解，矫正其适应不良的行为，改善患者的人际交往能力和心理适应能力，减轻或缓解患者的抑郁症状，提高其生活满意度。

放松训练通过腹式呼吸，可打破"焦虑—呼吸急促、缺氧—更焦虑"的恶性循环，引起一系列生理变化，最后达到全身心的放松。放松训练是减轻焦虑抑郁、提高自信心的有效干预技术。沉思、打太极拳或渐进性肌肉放松训练等方式可使患者有意识地控制或调节自身的心理生理活动，调整那些因紧张刺激而紊乱了的功能，缓解焦虑，对抗应激事件。放松训练不仅可以辅助抑郁症患者的康复，同时也能帮助长期陪护患者的家人得到放松。

放松包括浅部肌肉放松、深部肌肉放松和精神放松。进行浅部肌肉放松时可播放轻柔的音乐，躺在或坐在舒适的沙发上，先想象身体的紧张，再想象放松局部，顺序自下而上，从脚到头；接着做深部肌肉放松，先紧张某部位肌肉，再放松某部位肌肉，顺序自上而下，从头到脚；最后进行精神放松，想象在一个美好的环境中，精神就会得到放松。

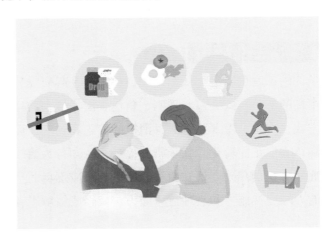

（5） 鼓励患者进行娱乐活动

健身操、绘画、歌咏、舞蹈、球类比赛等方式可以丰富患者的文体活动，转移患者的病态思维，提高其社交技巧，让患者较好地融入社会活动，使患者的生活充满愉快和希望。

Question

3.

家人应该重点观察患者
哪些病情好转的变化

　　家人要清楚抑郁症状的发生一般是晨重夜
轻，清晨时分要注意观察患者的行为。当患者处
于疾病的发作期时，由于心情低落、负性生活事
件等影响易出现自杀行为；处于疾病恢复期的患
者，由于害怕别人异样的眼光也会出现自杀行
为。同时，抑郁症患者的自杀有预谋性、隐蔽性
等特点，常常会给人制造某种假象，即微笑型自
杀，因此当患者情绪突然好转时，千万不能掉以
轻心，这有可能是一种危险的信号，家人应该重
点观察，加强防范。家人可以从以下三个方面判
断抑郁症患者是否好转：

（1） 社交关系恢复

抑郁症患者对于社交是很反感和恐惧的，通常他们更喜欢一个人待着，沉浸在自己的世界中，不愿让其他人进入自己的世界。而且，很多抑郁症患者在发病初期就已经开始逃离各种社交活动，最终脱离社交。而脱离社交也是抑郁病情加重的一大原因。因为患者长期封闭自己，负面情绪堆积就会造成病情加重，甚至是最后失去社交和沟通能力。如果家人发现患者在治疗期间，和以前相比更愿意去跟身边的人交流沟通了，那么就说明患者的病情开始好转了。

（2） 兴趣提高

抑郁症患者在患病期间会对任何事情失去兴趣或兴趣下降，严重者会对生命也失去兴趣，这也是抑郁症最为典型的症状之一。很多患者在刚开始患上抑郁症的时候只是会对之前感兴趣或是喜欢的事情失去兴趣，随着病情的加重，患者会对身边的任何事情都提不起兴趣。如果患者在治疗过程中，开始对某些事情感兴趣（如打扫卫生、看书），哪怕是一件很小很小的事情也是好的，因为这代表着患者愿意并且开始有心思去琢磨一件事情了，证明患者的病情已经开始好转了。

（3） 食欲恢复

食欲不好并不代表患上抑郁症了，但是患上抑郁症一定会有食欲异常的表现，并且，这些表现是因人而异的：有的人表现为食欲不振，身体消瘦；有的人表现为食欲大增，就是所谓的暴饮暴食，使得自己的体重大增，造成过度肥胖。抑郁症患者在患病期间是不能够很好地控制自己的食欲的，他们会随着心理情况的变化而吃或不吃。如果患者在治疗期间食欲恢复正常，则说明患者的病情开始好转了。

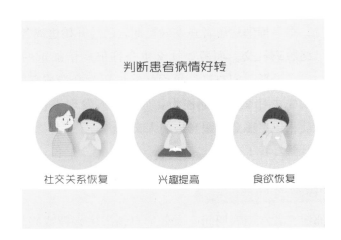

判断患者病情好转

社交关系恢复　　　兴趣提高　　　食欲恢复

Question

4.

对于服用抗抑郁药后的不良反应，
家人应该怎样护理

部分患者服用抗抑郁药后，身体会出现某些不良反应，导致身体不适。此时，家人更应该在生活上及心理上多关心和帮助患者。

（1）锥体外系反应

患者出现坐立不安、来回走动、肢体抖动等情况时，应避免外出，防止摔倒；有吞咽困难者，如出现喝水、吃东西呛咳应及时报告医生调整用药剂量或遵医嘱使用拮抗剂，同时安慰患者，给患者吃软食、半流质或流质食物，嘱其细嚼慢咽，有严重吞咽困难时不能勉强进食，以防发生窒息，可送医院处理；患者出现不能坐定、烦躁不安等静坐不能表现时，轻症者可给予安抚，转移其注意力，严重者立即送医院治疗。

（2） 体重增加

指导患者合理摄入饮食，限制糖类、脂肪类食物，多食高纤维、低能量的食物特别是叶类蔬菜，以减少热量摄入；鼓励患者适当增加活动量，多消耗体内热量；指导患者消除不健康的生活习惯，合理制订饮食、运动计划，并实施监督与自我监督，必要时根据医嘱减药或换药。

（3） 便秘、尿潴留

评估患者的排便次数及性状，协助患者养成定时排便的习惯，鼓励患者多运动，多进食含粗纤维的蔬菜、水果，指导患者每天对腹部进行 10 分钟的按摩，促进肠道蠕动。

（4） 皮肤反应

对于有湿疹样、荨麻疹样及皮疹样病灶的患者，应该做好皮肤护理，避免暴晒，督促患者按时洗澡、洗头，勤换内衣内裤，保持床铺干净整洁。

（5） 过度镇静

患者出现乏力、嗜睡、注意力不集中、主动性降低、睡眠过多、活动减少时，轻者暂不做处理，随着治疗时间的延长，患者能够逐渐适应或耐受。严重者立即到医院就诊。

（6）心血管系统反应

除每日监测患者脉搏外，对年老体弱或伴有脑血管疾病者，应密切监测血压变化，防止患者发生直立性低血压。指导患者缓慢起床，起床前先抬高头部取半卧位，然后在床上坐几分钟，双腿悬在床边片刻，待其适应后再从床边缓慢站起，尽量避免大幅度运动，特别是合并便秘的患者排便时应使用坐便器，避免因蹲的时间较长突然站起出现直立性低血压而发生摔倒。若发生直立性低血压，应立即将患者扶回床上平卧或头低脚高位，及时安抚患者，消除其紧张恐惧心理，发现病情变化及时送医院就诊。

Question

5.

患者停药或减药时，
家人应注意什么

　　抑郁症患者经常需要长期维持用药，以巩固
疗效，防止复发。如果没有出现特殊情况，绝对
不能自行停药或对药量及药物成分随意删减。

　　约 20% 使用抗抑郁药的患者在停药或减药
时会出现撤药综合征。撤药综合征的发生与抗抑
郁药的种类关系不大，但使用抗抑郁药时间较长
或是服用半衰期较短的药物时易发生，一般表现
为流感样症状、精神症状及神经系统症状等，撤
药综合征的症状有时可能被误诊为病情复燃或复
发。在临床实践中，需与患者进行沟通，增加患
者的用药依从性，避免在短期内快速撤药，患者
应在医生的指导下逐渐减药、停药，以防止出现

撤药综合征。家人需监督患者定时定量服药，如果患者依从性差，服药后需检查患者口腔，严防患者藏药。应严密观察患者服药后的不良反应，如出现头晕、乏力需严防跌倒。对处于康复期病情好转的患者，千万不能病一好转就停药，停药会增加复发的机会。

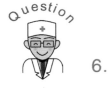

Question

6.

家人应如何与患者
建立互相信任的沟通关系

　　沟通是人与人之间思想与感情的传递和反馈
的过程，家人在照顾抑郁症患者的过程中与患者
建立信任的沟通关系非常重要。

（1）正确认识精神疾病

　　精神疾病是由于各种原因所导致的一种大脑
功能紊乱。精神疾病患者的离奇行为或荒诞不经
是疾病的表现，就像躯体疾病所具有的症状和体
征一样，无好坏之分，无对错之分，与人品道德
无关，它不能以常人的标准来评定。许多精神疾
病患者不会主动求医，甚至回避和拒绝他人帮
助，导致疾病难以被发现，得不到及时治疗。

（2） 尊重患者人格

首先应做到平等对待抑郁症患者，不歧视他们，不因为患者的怪异表现嘲笑甚至愚弄他们，不能表现出轻视的态度，注意尊重患者，以增强患者的自信心。在进行治疗或谈话前要先征得患者同意，及时改进和采纳患者意见，向患者介绍或说明其治疗及护理情况，尊重其知情权，以求得患者合作。对于患者的隐私、病史应给予保密，让患者感到被尊重，这样也能得到患者的信任和尊重。

（3） 体会患者心境

家人应设身处地为患者着想，站在患者的角度考虑问题，根据患者的言谈举止判断患者的思想、感受及需求，尽量满足患者的合理要求，理解并体会患者内心的痛苦。患者有强烈的信息需要及被尊重和关注的需要，家人应为患者提供与疾病相关的信息，并给予尊重和关注。

（4） 保持持续性与一致性的态度

为了协助患者达到治疗的目的，在治疗过程中应对患者保持持续性与一致性的态度。持续性是指在患者治疗期间应由相对固定的人与患者接触沟通，形成一种循序渐进的沟通方式。一致性是指对患者保持相同的基本态度，使患者得到安全感，从而减轻其焦虑情绪，另外还应以一致性的方式处理问题，以真诚的态度对待患者。同时对待患者应当既不否定也不赞同，保持中立，不以批评的态度对待患者。

（5） 要加强自身修养

　　家人在治疗关系中起着主导地位，因此应加强自身修养，树立良好形象，做到服装整洁，仪表大方，举止从容，精神饱满，使患者感到愉快、舒适、亲切，从而受到良好的影响。另外，家人应保持和蔼的态度，增强患者的安全感。

Question

7.

家人与患者沟通的技巧有哪些

（1） 注意自身形象

仪表举止等对取得良好的沟通效果至关重要，家人应做到仪表端庄，服饰整洁，面带微笑、语言和蔼。

（2） 使用安慰性语言

语言对疾病的转归尤为重要。家人通过使用安慰性语言，给患者以温暖，可增强患者战胜疾病的信心。与年轻的抑郁症患者交谈时必须注意避免教训的语言，以免引起反感；与老年期抑郁症患者交谈时就要用尊重、体贴的语言，使患者产生信赖和亲切感。

（3） 全神贯注地倾听

倾听是交流的基础，它在人际交流中占有非常重要的地位。通过倾听，家人可以了解患者存在的问题，从而有针对性提供帮助，倾听的技巧包括：

◎少说话：家人应尽量把自己的语言减到最少，少说话可以给患者自由表达思想和意见的机会。

◎建立协调关系：多了解对方，多从患者的角度看问题，更有利于提高倾听效果。

◎表现出感兴趣的态度：这是使对方相信你在认真倾听的最好方式，是发问和要求对方阐明观点的有效方法。

◎眼神接触：适当的眼神交流能让对方感到你在用心倾听。

◎反馈：将注意力集中在对方谈话的重点上，并根据自己掌握的有效资料，及时不断地反馈信息，以确定对方谈话的实质。

◎推迟判断：如果倾听中发现患者所讲的与自己的意见或掌握的资料不一致，不要轻易打断对方的谈话，学会控制自己，抑制争论的冲动，在适当的时机提问以解决自己的问题。

◎不要猜测：尽量避免猜测，因为猜测会先入为主，会让你偏离沟通的目标，影响沟通过程的情绪、态度。

◎引导话题延续：家人除了要善于倾听外，还应适时地对话题进行引导，将简短的语句加入到沟通的过程中，如"然后呢"，使患者觉得家人对此次交谈很感兴趣，从而使沟通更顺利。但对于患者不愿谈及的话题切忌一再追问。

（4） 鼓励患者提出问题

当患者对治疗感到不理解时，应鼓励其提出问题。回答患者的问题时，应以事实求是的态度，知道多少答多少，不知道的查阅有关资料后再回答，回答时，要让患者树立战胜疾病的信心。

（5） 共情

共情就是从对方的角度来认识其思想，体验其情感，并产生共鸣，用通俗的话讲，就是"换位思考""将心比心"。共情不同于"同情"，"同情"只涉及对对方物质上的帮助或感情上的抚慰，而"共情"涉及进入对方的精神领域，并能理解这个精神世界。共情可以分为几个层次：

◎家人换位思考，感受和理解患者的情感和需求。

◎家人通过语言和行为表达对患者的感受和理解。

◎患者感受到家人的理解，并产生积极的反馈。

◎患者与家人产生思想和情感的共鸣，表现为行为的密切配合和默契。

（6） 鼓励

鼓励是一种赏识性手段，在心理护理过程中肯定患者的长处、优势，鼓励患者充分调动内在动力，可以克服患者的自卑心理，促进患者勇敢地与病魔作斗争。家人要根据需要以多种形式对患者进行鼓励，但不现实的鼓励，或者让患者去追求他不可能达到的目标，结果会适得其反。一般先鼓励患者迈出一小步，循序渐进，成功的概率就会增加，每一次成功的经验都会增强患者的自信心并成为其不断进步的动力。

Question

8.

如何帮助抑郁症患者树立信心

（1） 先定个小目标

根据患者的自身情况帮助患者建立小目标，并鼓励患者一个一个地完成。每完成一个小目标，患者对自己能力的信心就会得到增长。小目标往往是可以实现的，可持续的。

（2） 学会说 "不"

人们在与他人交往中，为了维系各种关系，不可避免地需要为他人委屈自己做不喜欢的事。但应鼓励患者对不喜欢的人和事说"不"，让患者把时间和精力花费在自己感兴趣的人和事上。

（3）运动

运动可以通过释放内啡肽来帮助患者减轻抑郁症状。

（4）系统脱敏

即让原先可引起应激反应的刺激，在患者面前重复暴露，同时让患者全身放松，予以对抗，从而使这一刺激逐渐失去引起应激反应的作用。

Q uestion

9.

危害抑郁症患者安全的行为有哪些？
家人要做好哪些工作

安全护理是家庭护理中最重要的环节，患者在思维紊乱、心理状态失常的情况下，可出现以下伤害自己或他人的行为。

◎自杀行为。据世界卫生组织统计，抑郁症的患者数每年以 11.3% 的速度递增，其中 30 万人自杀，200 万人自杀未遂。

◎出走行为。许多想自杀的抑郁症患者选择出走后自杀。

◎绝食。

◎藏药积药行为。

◎暴力行为。

家人要时刻了解并掌握好患者病情，有针对

性地防范上述行为，对有自杀、自伤、冲动行为、外走企图的患者加强监护，限制患者活动，患者外出必须有家人陪护。家人要加强与患者的沟通，及时满足其合理的需求。在良好的陪护基础上，患者会主动倾诉内心活动。对于刀剪、皮带、玻璃、钱币、手机等危险品及贵重物品，家人应代为保管。平时，家里的安全检查也要重视，对患者身上、床铺上下、床头柜、周围环境等要认真检查。患者活动的场所，家人要经常性检查，防患于未然。

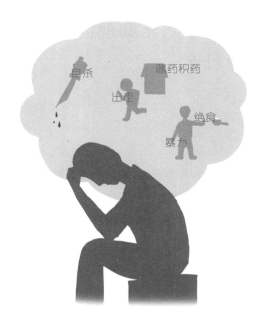

Question

10.

如何对抑郁症患者的自杀自伤危险性
进行评估？为了防止抑郁症患者自杀，
家人应注意什么

　　抑郁症患者，尤其是重症患者由于受症状的
支配，其思维、情感、意志、行为常处于幻觉幻
想之中，加之服用抗抑郁药产生的副作用，导致
某些行为不能自控，做事不计后果，或因感觉迟
钝、反应迟缓，导致随时都有可能发生意想不到
的安全事故，严重者常伴有消极自杀的观念或行
为，给患者、家人造成极大的痛苦。

（1）评估内容

　　◎患者的自杀意向：有自杀意念者尚不一定
采取自杀行动，有自杀企图者很有可能采取自杀
行动。有自杀计划者则可能一有机会就采取自杀

行动。

◎患者的自杀计划与准备：如准备刀剪或绳索之类、悄然积存安眠药物、暗中选择自杀场所或选择自杀时间，均是十分危险的征象。

◎患者可能的自杀自伤方法：包括自缢、跳楼、撞车、枪击、割腕、触电、服毒等，其中自缢比服毒和撞车更容易实施，更容易致命，更危险。

◎患者是否留有遗嘱：事先对后事做好安排、留有遗嘱者很可能立即采取自杀行动。

◎患者是否喜欢隐蔽或者独处：喜欢隐蔽者危险性大，独处时更可能采取自杀行动。

◎患者可能的自杀时间：患者常选择家人外出或上班时自杀，或选择夜深人静时。

◎患者的自杀意志：自杀意志坚决者危险性大，如自杀未遂者为没有死而感到遗憾，表明患者想死的意志很坚决。

（2）家人的注意事项

◎环境的安全保障非常重要，室内的陈设应安全，应保持光线明亮，空气流通。整洁舒适的环境对抑郁症患者有莫大的好处。墙壁颜色应以明快色彩为主，并挂上壁画及适量的鲜花，以调动患者积极良好的情绪，焕发其对生活的热爱。

◎患者的活动场所不能存放或遗留有危险物品，如易碎品、利器、指甲钳、长绳子、大功率电器、化学制品、危及生命的药物等，墙上应无暴露的钉子、电线，电源插座应有保护装置。所有门窗必须牢固，不易翻出。

◎有自杀自伤倾向的抑郁症患者事先往往有周密的计划，行动隐秘，以逃避家人的注意。家人应多与患者交流，随时掌握其思想变动，加强对患者病情的观察，观察其有无自杀自伤的倾向及行为。

◎经常给予患者帮助和鼓励，帮助他们树立信心。尝试让患者远离那些容易产生挫折感的事物。在生活中潜移默化地予以肯定、鼓励和赞美，让他们逐渐改变、远离那种将所有失败和挫折归咎于自己，并陷入恶性循环的思维。

◎不管是药物治疗、物理治疗还是心理治疗，都能有效减少患者自杀的念头，所以让患者去就医才是根本意义上的帮助。

◎理解和支持，倾听与陪伴。家人应当做患者合适的倾听者和陪伴者，一方面让他感受到有人在乎他，加深他的存在感，另一方面对于有自杀倾向的患者也是种安全上的防范。

11.

对于抑郁症患者的各种不良行为，
家人应如何看护

　　抑郁症患者由于受到精神症状的支配，容易
发生各种不良行为。家人要有高度的安全意识，
随时警惕不安全的因素，谨防意外的发生。

（1）出走行为

　　所有门窗必须牢固，不能让患者随意进出，
应由家人陪同进出。可给患者配一部手机或在患
者身上佩戴家人联系方式标识，以便患者出走时
通过电话联系或通过手机定位找寻。

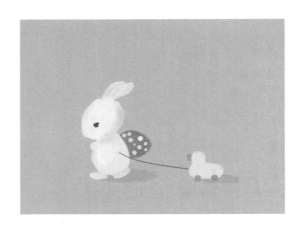

（2） 拒食行为

　　给予患者平时较喜欢吃的并且含粗纤维的食物，陪伴患者用餐，可少量多餐。如患者觉得自己没有价值，不应该吃饭时，可让患者从事一些为别人做事的活动，以此为由让患者接受食物。若患者坚持不吃，体重持续减轻，则可喂食。必要时可送至医院输液或住院治疗。患者便秘时应多喝水、吃香蕉、多活动，若以上无法解决便秘问题则需要寻求医生的帮助。

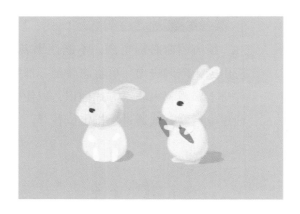

（3） 拒服药、藏药行为

家人应监督患者服药，尤其是病情好转处于康复期的患者，千万不可病情刚好就停药，这会增加复发的机会，停药与否应在医生指导下进行。发药时，应仔细确认患者是否完全吞下药物，严防藏药或蓄积后一次性吞服。

（4） 暴力行为

伴有暴力行为的抑郁症称为暴力型抑郁症，是抑郁症的一种。暴力型抑郁症患者通常有崇尚暴力、易怒暴躁、情绪低落和敏感多疑的表现。这类抑郁症患者通常会有强烈的不安全感，他们渴望解除自己心中的压抑，摆脱抑郁的情绪，但又找不到合适的方法，反而更加烦闷暴躁。这类患者由于不能正常感受身边的人对他们的关爱，无法产生感恩的想法，同时又因为不想让外界了解自身的困扰而难以排解心中的情绪，所以为了消除心中的怒火，他们往往会采取暴力的行为对待自己和身边亲近的人。因此，自残或家庭暴力往往会成为暴力型抑郁症患者的最终表现。对于此类患者，除了加强治疗外，家人要注意保护好自己，以免受到严重的伤害。

12.

抑郁症患者睡不好时，
家人应该怎样护理

　　抑郁症患者会出现睡眠状态的紊乱，最典型的症状是在发病时会比平常早醒，而具体早醒几个小时则因病情而异，而且患者在早醒后会出现情绪低落，在这段时间患者十分容易产生自杀的想法，因此家人要重点关注这段时间的患者，避免患者出现自杀、自伤的行为。平时家人应通过帮助患者睡前温水泡脚、为患者安排良好的睡眠环境，尽量保证患者有充足的睡眠。家人应该尽量避免让患者在日间多睡和太早睡觉，精神充足时应多参加工娱活动，因为适当的活动能使患者感到愉悦，从而帮助睡眠。

Question

13.

抑郁症患者应该树立怎样的生活观念？
家人应该如何帮助患者恢复与别人
沟通的能力、 恢复社会功能

　　抑郁症患者不应该给自己定下太难实现的目标、承担太多的责任，因为这会带来巨大的压力，实在需要实现巨大目标时，可以把巨大的目标分化为比较容易实现的小目标。做事情要量力而行，不要对自己抱太高的期望，以免在遇到挫折时徒增挫败感，导致抑郁症发病。

　　要恢复抑郁症患者与别人沟通的能力，家人应努力做到以下几点：

　　◎要帮助患者积极关注外界，在与抑郁症患者沟通时，尽量避免谈及患者"哪里不舒服""有什么不开心""有什么困难"等话题，因为这些话题多带有一定的负能量，会导致患者回想起自己经历过的痛苦，令患者更加痛苦，使患者的病情加重，严重打击患者与别人沟通的自信。

◎在与抑郁症患者沟通时，要尽量以患者感兴趣的话题为中心。可以以"你今天做了什么事"为话题，引导患者回忆那些成功的、令患者感到愉悦的事，使他回想起自己其实是做过事情的，是对周围的人有帮助的。通过做事情把患者和外界联系起来，这可以帮助患者树立自信，使患者的话语增多。

◎在与抑郁症患者沟通时，可以多谈他身边的朋友或家人的一些生活小事，从而引起患者高兴、愉悦的心情。也可以通过谈其朋友或家人的小事来引导患者关心朋友或家人。但一定要把握好度，尽量不提及让他感到担忧和操心的事，不能让患者负担他承受不起的压力。

通过以上的沟通方法，家人可以引导抑郁症患者更多地接触外界，表达自己内心的想法，帮助患者树立与别人沟通的自信，从而恢复与别人沟通的能力。

想要帮助患者恢复社会功能，就要让他积极接触外界，走到外面的环境中去。

◎可以鼓励患者多看电视，因为电视是患者接触外界很好的渠道，当患者看电视时可以了解到外界的信息，使患者不至于与外界脱节，当别人谈论社会情况时，患者也能接上话题。家人要尽量陪伴患者观看电视，在观看电视的过程中，家人可以适当引导患者讨论观看的内容，以帮助患者恢复思考和沟通的能力，也可以让患者观看一些有教育意义的电视节目，使患者通过电视节目来学习。

◎要教育患者做一些力所能及的事，并鼓励患者单独完成，当患者做不好时，应耐心地教育他，并给他做示范；当他做得好时要多夸奖他，从而帮助患者提高自身能力和树立自信，同时让患者感受到来自身边的关心。

◎帮助患者安排合理的日常生活及作息制度，要结合患者自身情况，科学安排，使患者逐渐恢复正常的生活。

◎要帮助患者学会在发病时自我调节，学会深呼吸，尽量不让负面情绪主导自己的思想，要适当利用哭、大喊等手段来发泄自己的负面情绪，从而使患者的情绪恢复平静。

Question

14.

抑郁症与饮食之间
有什么关系

抑郁症的发生发展与神经递质有很重要的关
系，尤其是5－羟色胺和去甲肾上腺素这两种神
经递质。而饮食营养的摄取与神经递质的合成关
系密切。

研究发现抑郁症患者营养素的摄入不平衡，
主要表现为优质蛋白和胆固醇的摄入不足。长期
优质蛋白摄入过低，必然会影响色胺酸的摄取，
从而影响5－羟色胺在体内的水平。

神经递质的产生需要足够的营养成分，这些
营养成分包括氨基酸、矿物质及 B 族维生素等。
它们往往存在于全谷物、鸡蛋、奶酪、黄油、豆
类、绿叶蔬菜、西兰花、卷心菜、玉米、鱼、家

禽等食物中。

人体内有 8 种必需氨基酸需要从食物中获取，这其中包括色氨酸、甲硫氨酸等。黑芝麻、黄豆、南瓜子、肉松、葵花子、海蟹、奶制品、香菇、油豆腐、鸡蛋、鱼片等含有丰富的色氨酸与酪氨酸。中枢神经系统中有 2%~3% 的色氨酸用来合成 5-羟色胺，有研究表明，适当补充色氨酸可以改善患者的抑郁情绪，且高于安慰剂的效果。甲硫氨酸生成的 S-腺苷甲硫氨酸对改善抑郁症有作用。另外，酪氨酸具有神经刺激的作用，可以直接影响情绪和认知功能。

有研究显示，饮食中多不饱和脂肪酸含量过低会导致神经功能障碍。既往十多年的研究发现多不饱和脂肪酸可辅助治疗抑郁症，改善抑郁情绪。

多不饱和脂肪酸是一种必需脂肪酸，人体不能合成，只能通过食物来获取。多不饱和脂肪酸主要来源于饮食中的鱼类，如鲭鱼、鲱鱼、鲑鱼、金枪鱼、沙丁鱼、枪鱼和白鱼等。

多种 B 族维生素及叶酸直接或间接地参与了 5-羟色胺或其他神经递质的合成。有研究表明，叶酸和维生素 B_{12} 对中枢神经系统的新陈代谢，包括神经递质的合成起极其重要的作用，抑郁症患者每天服用 0.8 毫克的叶酸或 0.4 毫克的维生素 B_{12} 后抑郁情绪会明显好转。体内保持足够的叶酸可以减少抑郁的发作频率，缩短发作时间，促进抑郁症的治疗。B 族维生素的食物来源主要有动物内脏、瘦肉、豆类、坚果、全谷物、绿叶蔬菜等。

很多矿物质如硒、锌、铁、铜、镁等可起到改善抑郁情绪的作用，此外新鲜的水果也有利于改善抑郁情绪，这可能与人体内 5-羟色胺的变化有关，如新鲜香蕉能够帮助人的大脑产生 5-羟色胺。

有研究发现，含糖量高的食物对抑郁有缓解作用。所以，当我们心情不好时，不妨摄入一些高糖饮食，如巧克力、蛋糕、香蕉等，但不能过度摄入，以免影响我们整个膳食结构的平衡。

　　那么，有哪些饮食习惯或者食物不利于抑郁症的治疗呢？

　　很多研究证实，大量食用反式脂肪酸的人患抑郁症的风险增加，而反式脂肪酸的来源多是肉类、黄油、批量生产的糕点和快餐，尤其是快餐，是反式脂肪酸的重灾区。很难说目前抑郁症发病率的升高与快餐盛行之间是否有联系，但是快餐中有益成分的缺乏和反式脂肪酸的高含量是导致抑郁症发生的一个饮食因素。此外，酒精也具有强烈的致抑郁作用。

　　虽然有些营养素与抑郁之间的作用还不够确切，但平衡饮食在日常生活中对预防和改善抑郁情绪是有益的。因此，推荐在日常生活中少量摄入加工食品，尽量摄入丰富的水果、蔬菜、全谷物、豆类、鱼类和瘦肉等平衡饮食来改善抑郁情绪。

Question

15.

抑郁症患者在饮食上
有什么要注意的吗 ❓

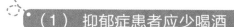

（1） 抑郁症患者应少喝酒

饮酒过量会使人更加情绪低落，所谓借酒消愁愁更愁，喝酒会遏制食欲，不仅仅会造成营养不良，有损身体健康，在某种程度上，还会加重抑郁病情。

（2） 抑郁症患者应少喝茶、可乐与咖啡

咖啡因摄取太多会加重抑郁症。茶、可乐和咖啡等富含咖啡因的饮料都会加重抑郁症患者的

失眠症状,因此患者在睡觉前必须要严格禁止饮用茶、可乐、咖啡等"兴奋剂"饮料。

(3) 抑郁症患者应少食加工食品

汉堡包、薯条、炸鸡等高脂肪加工食品可能增加抑郁症的发病率。

Question

16.

哪些食物有利于
抑郁症患者的康复

（1） 含 B 族维生素的食物

　　英国医学委员会精神病学院公布的一项研究
表明，B 族维生素对治疗抑郁症有较大的帮助。
研究人员发现，如果抑郁症患者的血液中含有较
多的维生素 B_{12}，则患者的治疗效果就比较显著。
老年患者如果体内含有较多的维生素 B_1、维生
素 B_2 和维生素 B_6，则治疗效果明显好于其他抑
郁症患者。食用动物肝脏、鸡蛋黄和鱼类等动物
性食品可提高 B 族维生素在人血液中的含量。

（2） 含 Ω-3 脂肪酸的食物

　　鱼肉中所含的 Ω-3 脂肪酸能产生类似抗抑

郁药的作用，使人的心理焦虑减轻。美国的学者曾经对精神障碍患者进行研究，结果发现患者在加服鱼油胶囊后抑郁症发作的间隔时间比只服常规药物明显延长。另外吃鱼对妇女乳汁中的 Ω-3 脂肪酸的浓度也能产生影响，进而降低抑郁症的发病率。通过对不同国家进行的调查和比较研究发现：鱼类消费量最多的国家，抑郁症的发病率最低，杀人、自杀的发生率也较低。而那些鱼类消费量少的国家，抑郁症的发病率相当高。

（3） 含维生素 C 的食物

葡萄柚里高含量的维生素 C 不仅可以维持红细胞的浓度，加强人体的抵抗力，而且也可以提高人的抗压能力。最重要的是，在制造多巴胺、肾上腺素时，维生素 C 是重要成分之一。

（4） 含钙、镁食物

纽约西奈山医疗中心研究发现，让有经前期综合征的妇女吃1000 毫克的钙片三个月后，四分之三的人都感到更容易快乐，不容易紧张、暴躁或焦虑了。抑郁症患者往往缺乏食欲，消化吸收差。而多吃含钙食物，可增进食欲，促进消化吸收，易使人保持愉快的情绪。含钙较丰富的食物有黄豆及豆制品、牛奶、鱼、虾、红枣、柿子、韭菜、芹菜、蒜苗等，其中牛奶、酸奶和奶酪是日常生活中钙的最佳来

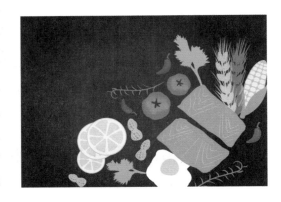

源。抑郁症患者也要注意补充镁的摄入。研究表明，镁有抑制神经应激性的作用。缺镁常常会使人郁郁寡欢，乏力倦怠，情绪消极，还有人会发生惊厥。因此，抑郁症患者应该多吃粗粮等富含镁的食物，最好粗、细粮搭配食用。

抑郁症患者的住院流程及康复护理

1.

抑郁症患者办理入院的流程是怎样的？办理入院手续时家人应注意什么

抑郁症被称为心灵上的"感冒"，所以被诊断为抑郁症的患者不要因为患有心理疾病而不去接受治疗，这样做只会让疾病越拖越严重。选择尽早接受治疗是最明智的做法。抑郁症患者办理入院治疗手续的流程和其他疾病是一样的：

◎患者在家人的陪同下，携带好医保卡前往精神心理科门诊挂号及就诊，医生会根据病情评估患者是否需要住院治疗。

◎患者凭身份证及诊疗卡，携带医生开的住院登记表等资料，前往医院住院登记处办理入院手续。交住院押金时，务必保管好押金条（收据），因为押金条（收据）是办理出院时的重要凭证。

◎在住院登记处办理入院手续后，携带住院登记表及住院押金单到护士站办理相关入科登记手续。在办理期间可能需要一定的时间，医护人员可能需要问一些患者平时不太愿意提及的问题，患者需要如实回答，医护人员一定会做好保密工作。登记的个人信息需确保准确，以免影响治疗和报销。

◎在护理站前台办理入院后，等待护士安排床位，等待期间如感觉不适需及时通知医护人员。

办理入院手续时，患者及家人要注意以下几点：

◎诊疗卡、住院证、身份证是用于办理入院手续的。

◎门诊病历可让医生更好地了解患者的病情，从而制定最佳的治疗方案。

◎医保患者需出示医保卡，作为入院凭证。患病住院时出示医保卡及身份证到医保定点医疗机构，即可享受医保待遇，卡里面一分钱没有也没关系。出院时医院会和医保中心结算，个人只需负担少部分的费用。

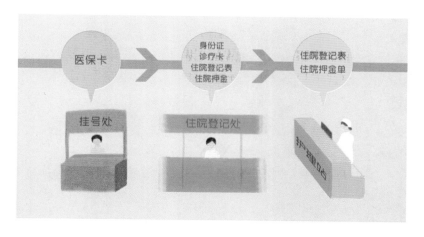

◎抑郁症患者有一半以上会有自杀的想法，他们会觉得自杀是一种解脱，自杀可以解决他们长期无法解决的问题。所以可以用于自杀或自伤的物品都是严禁带入病房的，如刀具、打火机、绳索、玻璃制品、陶制品等。抑郁症患者只需要带上日常生活用品，如洗漱物品、换洗的衣服及上面提到过的资料即可入院。

Question

2.

抑郁症患者在住院期间，
家人应该怎么护理

抑郁症患者会出现"情绪低落"这一核心
表现，容易出现自伤或自杀的情况，所以家人陪
护时要努力与患者建立良好的关系，密切关注患
者的情况，尤其是夜间、午睡的时间段；要杜绝
一切危险物品出现在病房，防止患者因消极的情
绪而出现自杀的行为。

抑郁症患者还会出现"意志活动减退"的
表现，做任何事都缺乏兴趣、积极性和主动性，
这也导致患者逃避做事，逃避与别人接触和交
流，严重时还会出现不动、不食、不言的情况。
所以家人要主动与患者沟通，争取了解患者的心
理，积极鼓励患者白天多参与集体活动，尽量减

少患者白天的睡眠时间。如果患者出现不食的现象，家人应喂食以维持患者的营养情况。

抑郁症患者还会出现"思维迟缓"的表现，言语会减少，语速会变慢。所以家人要鼓励患者多与别人沟通，争取让患者抒发自己的想法，在与患者沟通时应耐心听患者说话。当患者语言反馈很少时，应用耐心、缓慢的语速来表达对患者的关心与支持，并多向患者灌输正能量的事，让患者重新树立信心。

Question

3.

抑郁症患者的出院指征有哪些？
出院流程是怎样的？出院后的
注意事项是什么

症状比较轻的抑郁症患者一般住院 1 ~ 2 周
就可以出院，病情复杂者可能会需要更长的治疗
时间。

（1）出院指征

如果患者心情愉悦，不再对什么事都不感兴
趣，并能顺利地与别人交流，睡眠与饮食好转，
思维改善，动作逐渐增多，更喜欢与别人一起活
动，情绪改善，那就说明患者近期可以出院了。

（2）出院流程

当患者可以出院时，医生会提前一天为患者

办理出院手续。出院当天，医护人员会准备好出院所需的资料，患者只需要携带这些资料，以及住院期间所有的收据，到收费处办理出院手续。如要复印病历，可在出院一周后，携带身份证到病案室复印。

（3） 出院后的注意事项

◎服药：抑郁症患者在出院后还需要长期服药以巩固疗效，避免病情复发，所以当抑郁症患者在出院后，家人要长期监督患者服药。

◎时刻关注病情变化：抑郁症患者的病情是会出现反复的，这是很难避免的，虽然出院表示患者的情况有所好转，但并不说明患者不会再次发病，所以家人要时刻关注患者的情况，防止患者发生意外，有需要及时就医。

◎多参加户外活动：家人应该多带抑郁症患者外出参加活动，使患者时刻保持愉悦的心境。

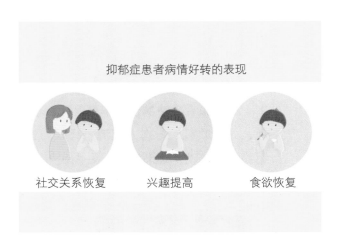

抑郁症患者病情好转的表现

社交关系恢复　　　兴趣提高　　　食欲恢复

Question

4.

什么样的生活方式
对抑郁症的康复有帮助

（1）　有氧运动

　　近年来国内外大量研究表明，运动疗法对抑
郁症的预防、治疗和康复起着至关重要的作用。
有学者采用有氧运动方法改善患者的抑郁情绪和
社会功能取得一定进展。研究表明，药物治疗结
合运动疗法比单纯药物治疗在改善患者的抑郁情
绪，提高其社会兴趣及恢复其社会功能方面有更
明显的效果。规律的有氧运动作为抗抑郁治疗的
辅助疗法，有助于改善患者的认知能力。一项研
究显示，每周 3 次、持续 6 周的有氧运动可显著
提升抑郁症患者的工作记忆能力，改善其认知

能力。

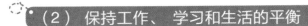

（2） 保持工作、 学习和生活的平衡

凡事不要太较真，在繁忙工作之余不忘安排时间给自己放松片刻，使自己的精神和身体都能够得到放松。人长时间处于高压、紧绷状态，既不利于身心健康，也无法更好地完成工作。长时间高强度的工作、学习对于人体来说相当于一个应激源，应激源能够激发人的应激反应，如面对突发危险时，人的应激反应能使人逃跑而求得生存。但正如人无法一直奔跑逃命一样，我们也不能长时间处于高压的工作及学习状态中，因此适当的放松显得尤为重要。保持工作、学习和生活的平衡不仅可以使身体得到休息，也可以使心理得到放松。

（3） 多参与文化活动

研究发现，经常去电影院、剧院或博物馆可以大大降低老年人患抑郁症的概率。研究人员认为，人们参与文化活动不仅可以获得享受感，还能提高身心健康水平，这些文化活动的力量在于它们所鼓励的社会互动、创造力、精神刺激和温和的身体活动相结合。

（4） 健康饮食

推荐均衡饮食，包括丰富的蔬菜、水果、全谷物、豆类、鱼类和瘦肉等，尽量减少加工食品的摄入。

（5） 健康生活习惯

不吸毒，不抽烟，不饮酒。

◎毒品的害处无须赘述。毒品不仅仅会对身体造成破坏，也会对心理健康造成破坏，毒品使用者的抑郁症患病率较高。

◎吸烟会影响抑郁症的治疗效果，因为吸烟会使抑郁症患者的药物剂量增加，吸烟越严重需要的剂量越大，而在相似的剂量下，吸烟会使疗效下降，因此，抑郁症患者在接受抗抑郁药治疗期间应该不吸烟或少吸烟。

◎研究发现，酒精会如吸烟一般降低药物的治疗效果，使得在抑郁症的治疗中不得不增大药物的剂量，而且酒精中毒导致抑郁症已成为世界性的社会公共卫生问题。抑郁症患者经常伴有酒精的使用，酒精中毒和抑郁症常常发生于同一患者身上。显而易见，不饮酒对抑郁症患者而言有利无害。

（6）多交流、参与团队活动

研究显示，对普通人的精神健康最有利的运动是团队锻炼、骑单车、做有氧体操，对抑郁症患者最有利的运动为团队活动、骑单车、娱乐活动。可见，团体对于人而言至关重要。

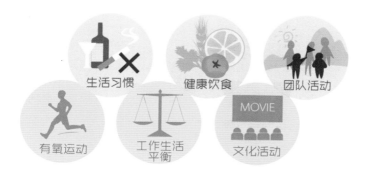

团体治疗是在团体情景下运用认知行为疗法改善患者的认知歪曲，而达到治疗效果的一种心理治疗方法，对抑郁症有很好的疗效。抑郁症很重要的一个表现就是对社会、对他人的自我封闭，而团体治疗恰恰可以为患者提供一个模拟的社会环境，一个交往的机会，使其从生活中得到情感支持。团体治疗可有效改善患者的负面情绪，提高患者在社会中的适应能力。同时在团体生活中，人的思维活跃，患者可能改变自己的价值观、人生观，体验生活的乐趣，提高生活积极性。研究表明，在抑郁症患者中应用团体治疗，能有效改善患者的抑郁情绪，提高临床疗效。

特殊类型抑郁症患者的护理

Question

1.

青少年抑郁症患者应该如何护理

（1）协调好人际关系

◎师生关系：教师应该拥有包容心和耐心，以平和的态度给予指导帮助。

◎亲子关系：民主的、氛围宽松的家庭是青少年温馨的港湾。青少年的心理健康维护必须以家庭为起始点，以全体家庭成员的优良品质及和睦的关系为依托，同心协力为青少年营造健康良好的成长环境。

◎同学、朋友间的关系：倡导青少年接触社会、结交朋友，在日常交往中建立相互理解、信任、关心的人际关系，在交往中进步，克服紧张、恐惧、自卑、孤僻、偏见、敌意、猜疑、嫉妒等不良心理。

如果发现青少年有明显的适应不良、学习不专心或学习成绩下降、行为古怪异常、情绪焦虑抑郁等，就应该及时求医。

（2）多种方法配合治疗

除药物治疗、物理治疗、心理治疗等外，可加强有氧运动锻炼，配合音乐疗法、冥想法、社交、旅游疗法、合理饮食、规律作息等方法辅助治疗。

（3）严格遵照医嘱服药

遵照医嘱服药，不可擅自加药、减药甚至停药；如果有头晕、乏力、便秘等不适，及时求医。

（4）注意饮食

少食汉堡、薯条、炸鸡等高脂肪食物，多食牛奶、鱼、虾、红枣、韭菜、芹菜、黄豆及豆制品等食物。

Question

2.

青少年抑郁症患者如何改善睡眠症状？
如何进行有效的自我放松

（1） 改善睡眠的方法

◎保持乐观、知足常乐的良好心态。对社会
竞争、个人得失等有充分的认识，避免因挫折导
致心理失衡。

◎建立有规律的一日生活制度，保持人的正
常睡–醒节律。

◎创造有利于入睡的条件反射机制，如睡前
半小时洗热水澡、泡脚、喝杯牛奶等。只要长期
坚持，就会建立起入睡条件反射。

◎白天进行适度的体育锻炼。

◎养成良好的睡眠卫生习惯，保持卧室

清洁。

（2） 自我放松的方法

◎深呼吸是人体放松的最好方式，可使心跳减缓，血压降低，转移人的注意力，提高自我意识，并重新控制情感，缓解焦虑情绪；压力过大时，深呼吸是有效缓解压力的方式之一。

◎合理安排自己的时间，缓解学习的枯燥程度，在一定程度上减缓学习的压力，增强学习兴趣。

◎在学习之余与亲人、朋友之间的玩乐可以使自己放松，缓解紧张程度，缓解压力，也可促进与亲人、朋友的感情，还可有效缓解眼睛与大脑的疲劳。

◎适当地玩电脑游戏也是缓解压力与学习疲劳的好方法，但是时间要控制，不然伤害视力，影响身心健康，对学习与自己是十分不利的。

Question

3.

青少年抑郁症患者
如何找回生活和学习的乐趣

　　青少年抑郁症患者不妨尝试以下几种方式，让生活质量有所改善，再次找回生活及学习的乐趣：

　　◎做自己喜欢做的事情，做自己擅长的事情，找回成功的喜悦，找回失去的信心，找到前进动力和方向。

　　◎心累了、人烦恼了就歇歇，可以去爬山、看海，感受壮丽风光，拥抱自然、融入自然，但节假日期间人多，不建议单独出行。

　　◎可以做一些喜欢的运动发泄情绪，例如跑步、散步和打篮球等。跑步可以健身，锻炼和提高人的意志和耐力；散步可以让人休闲，放松；

打篮球可以让人学会配合，增强团队意识和集体观念。

◎可以找知心朋友小聚，向朋友倾诉，让温馨的友情驱散内心的无聊、苦闷和孤独。

◎提倡绿色上网，看看新闻，适当玩玩游戏，但不要沉迷；或写日记，记下生活的点滴。

◎适当地做家务，这样既可以保持卫生，又可以得到家人的赞扬，感受生活乐趣。

◎结合自己的兴趣多看有关书籍，开拓视野，增长见闻，丰富知识，为学习和工作打下良好的基础，规划好自己的专业和就业道路，规划好自己的人生道路。

◎可以和家人适当地观看自己喜爱的电视剧，同时和家人聊聊天，增进感情。

◎可以练练书法、绘画、钢琴或者其他乐器，以陶冶情操，增加气质。

Question

4.

产后抑郁患者
应该怎样护理

（1） 心理干预

由于产妇产后激素水平明显变化，因此较其他人而言，产妇的心理更为脆弱。家人要加强孕产妇相关健康知识的学习及宣教，帮助产妇正确对待孕产的一系列变化，树立正确观念，消除心理障碍，增加产妇自信心。要根据产妇的个体特征、心理状态进行言语安慰。对于有抑郁倾向的产妇，要请心理医生进行心理疏导。

（2） 建立良好的环境

产妇在产褥期身体较虚弱，对外界环境要求

较高，为产妇提供清洁舒适的环境是护理的基础。应减少人员探视时间和次数，保证其睡眠充足。家人要营造和谐温馨的气氛，满足产妇对爱与归属感的需要。同时，产妇可以用安静的音乐、适当的运动来提高睡眠质量，加快身体恢复。产后产妇的情绪一般很不稳定，因此要尽可能避免精神刺激。特别是对于一些较为敏感的问题，例如婴儿的性别、产妇的就业问题、新生儿的抚养问题等，都尽可能不要在这段时间提及，以减少对产妇的影响。

（3） 帮助产妇认同新角色

当婴儿降生的时候，母亲从被照顾者转为照顾者，这种角色转换带来的心理落差和新生儿及家庭出现的一系列问题，可以导致角色适应不良。加之内心无法发泄，易引发产妇的负面情绪，进而引发抑郁。丈夫要帮助产妇尽早认同自己的新角色，顺利进行角色的转变，以减少产后抑郁的发生。

（4） 饮食护理

产后饮食应清淡适宜，易消化。无论是各种汤或是其他食物，都要尽量清淡，进补要循序渐进。切忌大鱼大肉盲目进补，食盐少放为宜，但并不是不放或过少。如食物中加用少量葱、姜、蒜、花椒粉等性偏温的调味料则有利于血行，有利于瘀血排出体外。家人为产妇准备的饮食要注意荤素搭配、开胃、多样化，以保证产妇尽快调理好身体，适应母亲角色的生活。

Question

5.

产后抑郁会带来哪些不良后果？
需要去医院就诊吗

　　产妇得了抑郁症会影响母婴亲密关系，给孩子的发育和早期教育带来不良影响。通常建议产后抑郁患者进行药物治疗期间停止哺乳。目前研究发现，部分抗抑郁药经母体进入乳汁的含量非常低，婴儿接触到的药量可以忽略不计，但潜在的风险还有待进一步研究。并且，临床治疗抑郁症时，不但使用抗抑郁药，医生还会结合具体情况，适当加用一些小剂量抗精神病药物、感情稳定剂（如丙戊酸盐）等。所以，稳妥起见，如果新手妈妈需要进行药物治疗，还是建议停止哺乳。另外也不用对产后抑郁一味地强调母乳喂养，这可能会给本来就情绪不佳的新手妈妈带来很大的压力。应鼓励她放松心情，配合治疗。妈妈康复了，宝宝才会更健康。此外，产后抑郁还可能导致夫妻不和，甚至自杀和伤害婴儿。对于症状较轻微的产后抑郁，常在 2 周内自行缓解，可以不就医。但是一旦症状严重、持续时间长，就需要积极就医，寻求专业的支持和治疗，以免发生更糟糕的结局。

产后抑郁患者还要定期检查肝肾功能、检测血药浓度，供医生参考，针对患者自身情况选择合适的药物。服药期间一般 1 个月就要复查一次，以后病情稳定，可以 3 个月或者半年复查一次。如果恢复情况很好，停药后可以不用复查。对于产妇出现的情绪波动，家人应予以充分理解，不要责备或者施加压力。当妈妈本身也是一种新身份的体验，家人可以多鼓励，让她把心里的想法、体验说出来，从而更好地帮助她。家人应充分认识产后抑郁的危害，在产妇抑郁症状较严重时，主动带她就医，接受更专业的支持和治疗。

Question

6.

围绝经期抑郁症患者有怎样的临床表现？
家人应怎样护理

　　绝经是妇女生命进程中必然发生的生理过
程，绝经提示卵巢功能衰退，生殖功能终止。卵
巢功能的衰退是渐进的，围绝经期包括即将绝经
前的一段时间和绝经后的一年，围绝经期妇女由
于卵巢功能发生改变，体内激素水平改变，故会
出现一系列症状，这些症状可单独出现，也可合
并发生，如月经紊乱、血管舒缩症状、泌尿生殖
器官萎缩症状等，有些则不是绝经特有的，如抑
郁、紧张、头痛、睡眠障碍、失眠、乏力、注意
力不集中、背痛、液体潴留，甚至发作性头晕。
　　家人应帮助患者，和患者一起度过这个特殊
时期，注意以下事项：

（1） 心理安慰

加强心理护理是围绝经期抑郁症患者康复的重要组成部分，围绝经期妇女应了解围绝经期是自然的生理过程，并以积极的心态适应这一变化。家人应与患者经常交谈，给患者以精神鼓励，帮助患者解除疑虑，建立信心。

（2） 科学地安排生活，合理膳食

围绝经期妇女应保持生活规律，坚持力所能及的体育锻炼，少食动物脂肪，多吃蔬菜水果，避免饮食无节，忌烟酒。为预防骨质疏松，还要增加日晒时间，摄入足量蛋白质和钙。

（3） 坚持力所能及的体力劳动和脑力劳动

坚持体力劳动可以防止肌肉、组织、关节发生失用性萎缩。不间断地学习和思考，学习科学文化新知识，可使心胸开阔，防止大脑发生失用性萎缩。

（4） 充实生活内容

积极参与集体活动，如旅游、跳舞以及烹饪、种花、编织等培训班，可以获得集体生活的友爱，使精神上有所寄托。

（5） 注意性格的陶冶

围绝经期易出现急躁、焦虑、忧郁、好激动等情绪，这些消极情绪有害于身心健康，要善于克制，并培养开朗、乐观的性格，善用宽容和忍耐对待不称心的人和事，以保持心情舒畅及心理、精神上的平静状态。

Question

7.

老年人得了抑郁症，
家人应该怎样护理

不少人对老年期抑郁症存在轻视心理，根本不把它当一回事，认为只不过是老年人不高兴而已，往往在患者已陷入自杀的危险之中才引起重视。老年患者较少谈论自杀，而是很快采取行动，所以千万不要等患者到了自杀的地步才开始诊治。老年人出现情感低落、思维迟缓、意志消沉等症状时，就应考虑就医。

家人在护理老年期抑郁症患者时应该注意以下问题：

◎帮助患者保持乐观的情绪，调整心理状态，克服性格缺陷，保持一种积极向上的精神生活，鼓励患者培养兴趣与爱好，扩大人际交往，多参加一些社会活动。另外，因为老年人身体弱，甚至患有高血压及糖尿病等，所以要积极治疗原发病，对不可治愈的疾病也要设法减轻其痛苦，尽快让他们走出悲伤的情绪。儿女们对丧偶的老年人应多关心、体贴。

◎患者大多思维、感觉、动作迟缓，在寻求治疗前，他们的处境是无人理解、无处诉说的。因此家人要关心他们，富有同情心，安静地倾听他们诉说，切忌催促患者回答问题。有时也可采取沉默的方式陪伴患者，使其感到有安全感。

◎可协助患者料理家务及个人卫生。有的患者对自己的卫生及生活漠不关心，此时，家人应耐心地引导、督促、鼓励和协助患者饮食、洗澡、剪指甲、更换衣物等。当然，也可根据患者的情况，鼓励他们自己完成。

◎患者常因焦虑、烦躁、心境不快而产生睡眠障碍。在安排患者的日常生活时，尽量不要让患者白天卧床休息，要鼓励患者多做户外活动。对入睡困难或早醒者，可按医嘱给予有助于睡眠的口服药物。另外，要给患者创造一个良好、舒适的睡眠环境，以促进患者入眠。

◎适当让患者进行体育锻炼，例如做一些健身操的动作。可提供简单、易完成、患者感兴趣的户外集体活动，陪伴和鼓励患者参与。也可先逐渐培养患者的兴趣，最终使患者能积极主动地参与活动并从中获得成功体验和满足感。

Question

8.

老年期抑郁症患者
有哪些心理状态

老年期抑郁症患者主要的心理状态有以下
几种。

（1） 懊悔

有些老年人会变得多疑善感，容易激动，为
小事而大发脾气，对周围事物总是看不惯，感到
不称心。不仅对当前事情易怒，而且容易引发以
往压抑的怒火。发火之后又会感到以前是不会为
这点小事发火的，因而产生懊悔情绪。

（2） 恐惧

老年人会不可避免地看到自己同龄的亲朋好

友、同事一个个相继离开人世，于是联想到自己也将不久于人世，因而产生心理上的恐惧感。可表现为受惊型的害怕，还会出现血压上升、呼吸变快、不明原因的胸闷、心慌及疼痛等症状，导致过早亡故，而长寿者大多性格开朗、豁达大度、情绪乐观、心理健康。

（3） 孤独

人到老年，丧偶在所难免，但这对于老年人心理是一个巨大的打击。随之而来的心理孤独感，更是可让丧偶老年人在短时间里出现明显的衰老、精神崩溃，甚至不久也会亡故。据统计，丧偶老年人的死亡率是一般老年人死亡率的数倍。

（4） 焦虑

很多老年人担心自己患病，担心生活不能自理，担心会给儿女加重负担，这些担心会因为衰老和患病而加重，使老年人产生焦虑和恐惧，表现为冷漠或急躁。

（5） 抑郁

有的老年人不能自觉适应周围环境，缺少或不能进行有意义的思想和感情交流，心理孤独进而产生忧郁感，时间一长就会焦虑不安、郁郁寡欢、淡漠无情。

Question

9.

老年期抑郁症患者的睡眠有什么特点?
影响老年期抑郁症患者睡眠质量的
因素有哪些

（1）老年期抑郁症患者睡眠的特点

◎睡眠时间缩短，多数老年人睡眠的时间不足 5 小时。

◎睡眠规律改变，有的老年人白天睡，夜间不睡。

◎夜间易受外界因素干扰，觉醒频繁，睡眠变得断断续续。

◎浅睡眠增多，深睡眠减少。资料显示 65 岁以上老年人深睡眠期只占睡眠时间的 10% 以下。

◎入睡难。

◎易早醒。

◎老年人体内各种血管功能逐渐减退，易患各种慢性病，由于对自身疾病的过分担忧，导致精神压力过大，容易处于焦虑和抑郁状态，从而导致睡眠障碍。

◎有的老年人性格内向，遇事不愿与人交流，在遭遇重大精神打击时，如丧偶、离异、儿女纠纷等，容易出现睡眠障碍。

◎不少老年人缺乏正确的睡眠观念，睡眠不规律，想睡就睡，或白天睡、晚上不睡。这样时间长了，人体生物钟受到损害，容易出现睡眠障碍。

◎有睡眠呼吸暂停综合征的老年期抑郁症患者，在睡眠时除了打呼噜之外还会出现一次又一次的呼吸暂停。这也是患者长期处于一种浅睡眠状态、睡眠质量不高的一种表现。其病因尚不清楚，可能与呼吸系统、心肺功能和神经系统有关，由多种因素引起，一般认为身体较胖、颈围粗、下巴小的人易患此症。

10.

老年期抑郁症患者饮食上
应该注意什么？哪些兴趣爱好有利于
防治老年期抑郁症

老年期抑郁症患者一般食欲差，没有胃口，消化能力差，容易便秘。饮食上应选择患者喜欢且富含膳食纤维及蛋白质的食物，家人可陪伴患者用餐，少食多餐。若患者拒绝进食，或体重明显减轻，则应该采取进一步的护理措施，如喂食、鼻饲、静脉输液等。进食易消化的食物可预防便秘，可在医生指导下服用助消化药、润肠通便药。

人到老年，一般偏好于静。培养些兴趣爱好有利于老年人的身心健康，更可陶冶性情、松弛肌肉，使血压平稳、心律稳定、呼吸均匀，并可防治神经官能症、高血压、溃疡等多种疾病。防治老年期抑郁症的兴趣爱好有以下几种：

◎读报：读报能平和心态，净化心灵，解忧去烦。

◎书法：练习书法时，气息要深长而均匀，以促进心肺功能。

◎打太极拳或跳扇子舞：在练习太极拳的过程中，全身肌肉都能够得到有效锻炼。扇子舞大多是群体一起活动，因此有助于老年人扩大社交生活圈，结交朋友，使性格变得开朗起来。

◎下象棋：下象棋可以养神修心怡性、锻炼大脑思维。以棋会友不但可以增进友谊，联络感情，还能让人心胸舒适，乐在"棋"中，自然心情愉悦。经常下棋，可以保持智力，延缓脑力功能减退，特别是可以大大延缓和改善老年痴呆症。

◎垂钓：垂钓者从充满噪音、污浊空气的环境来到环境幽静的水滨，会感到神清气爽、心旷神怡。垂钓时，垂钓者注意力集中，全神贯注于浮漂，进入一种入定的状态，这样可以放松身心，陶冶情操，延缓衰老，对于神经衰弱、年老体弱者更加有利。

◎养花草鱼鸟：养花草鱼鸟可愉悦心境，陶冶情操，达到忘忧、忘我的境地。适当地做一些体力活动，还可以舒筋活骨，释放压力，调节人的神经系统功能，增强机体免疫力，减轻抑郁，降低血压，促进血液循环，对失眠也有很好的缓解作用。

预防老年期抑郁症要从个人、家庭、社会三方面着手进行。老年人要丰富自己的日常生活，多学新知识，培养新的兴趣爱好，多参加文体活动，多交朋友，还要学会倾诉，心里有什么不痛快的事，要向子女或朋友诉说。作为子女，要尽力保持家庭和谐，家庭成员间要多关心、支持，要耐心倾听父母的唠叨，多和父母聊天，给予老年人心理上的支持和安慰。老年人容易产生孤独感和无用感，全社会应该重视和尊重老年人，给他们更多的关心和帮助。